Nicolai Worm

Ratgeber Ernährung

Ein Wegweiser in die Ernährungsphysiologie

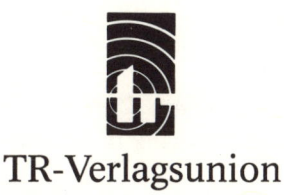

TR-Verlagsunion

Begleitbuch zur siebenteiligen Fernsehreihe *Ernährungsphysiologie*, die 1987 vom Südwestfunk Baden-Baden produziert wurde.

CIP-Kurztitelaufnahme der Deutschen Bibliothek

Worm, Nicolai:
Ratgeber Ernährung : e. Wegweiser in d.
Ernährungsphysiologie ; [Begleitbuch zur
7teiligen Fernsehserie Ernährungsphysiologie,
d. 1987 vom Südwestfunk Baden-Baden produziert
wurde] / Nicolai Worm. – München : TR-Verl.-
Union, 1987
　ISBN 3-8058-2037-2

---

2. durchgesehene Auflage 1989
© 1987 by TR-Verlagsunion GmbH, München
Alle Rechte vorbehalten
Umschlaggestaltung: Beate C. Eberle-Merz
Gesamtherstellung: Ludwig Auer GmbH, Donauwörth
ISBN 3-8058-2037-2

Gewidmet meinen Eltern Cornelia und Ernst

Inhalt

Vorwort	9
1. Grundlagen der Ernährungsphysiologie	11
Nahrungsbedarf	11
Nahrungsenergie	13
Energiebedarf	16
Nährstoffbedarf	17
Verdauung	19
2. Eiweiß	24
3. Kohlenhydrate	35
4. Fett	45
5. Vitamine	60
Allgemeines	60
Vitamin A	63
Vitamin D	64
Vitamin E	66
Vitamin K	67
Vitamin C	68
Vitamin B_1	70
Vitamin B_2	71
Vitamin B_6	72
Vitamin B_{12}	74
Niacin	75
Pantothensäure	76
Biotin	78
Folsäure	79
Übersicht	80
6. Mineralstoffe und Spurenelemente	83
Allgemeines	83
Natrium	87
Chlor	89
Kalium	91
Calcium	92

Phosphor	94
Magnesium	95
Schwefel	97
Eisen	97
Jod	99
Zink	100
Kupfer	102
Fluor	103
Übersicht	104
7. Wasser	106
8. Ballaststoffe	113
9. Quintessenz: Was bedeutet „gesunde" Ernährung?	117
Literaturnachweis	122
Literaturempfehlungen	124
Bildnachweis	125

Vorwort

Das vorliegende Buch begleitet eine Fernsehreihe mit dem Titel *Ernährungsphysiologie*, die im Frühjahr 1987 produziert wurde. Aber nicht nur Fernsehzuschauer sind angesprochen, sondern alle, die sich für das Thema Ernährung interessieren. Das Konzept der Sendung war, das Thema von den trockenen und allzu theoretischen und rein wissenschaftlichen Seiten so weit wie möglich zu befreien. Die Bedeutung der Ernährung sollte dem Fernsehzuschauer lieber in einer lockeren Unterhaltung, in einer Art Frage- und Antwortspiel nähergebracht werden.
Es wurden vor allem Schwerpunkte gesetzt. Wegen der knappen Sendezeit konnten nicht alle interessanten Randinformationen mitbehandelt werden. Für den Laien ist es sicherlich auch sinnvoller, die wichtigsten Grundlagen kurz, verständlich und praxisnah präsentiert zu erhalten.

Das vorliegende Buch führt weitaus tiefer in die Thematik, gibt aber die Einfachheit der Darstellung nicht auf. Sicherlich erhebt es dabei nicht den Anspruch, das gesamte große Gebiet der Ernährungslehre abzudecken. Wichtiger ist die möglichst einfache Darlegung komplizierter Zusammenhänge. Das Buch will dem interessierten Leser helfen, Gehörtes und Gesehenes nochmals zu rekapitulieren, zusammenzufassen, oder ihm einen „Einstieg" in das Gebiet der Ernährungsphysiologie ermöglichen. Mittels einer ausführlichen Gliederung kann es als kleines Nachschlagewerk dienen.

Aus didaktischen Gründen habe ich dieses Buch etwas abweichend von der Fernsehreihe untergliedert. Somit ist nicht jeder Fernsehsendung ein Kapitel zugeordnet. Was in der Sendung aus zeitlichen Gründen nicht zu realisieren war, soll hier in der strengen Untergliederung dem Verständnis zugute kommen.
Für all diejenigen, die sich für nähere und tiefergehende Probleme der Ernährung interessieren, habe ich eine Liste von Literaturhinweisen beigefügt, die allesamt von mir sehr geschätzt und zum Studium weiter empfohlen werden. Dabei habe ich hochwissenschaftliche Texte bewußt ausgeklammert.

Daß gesunde Ernährung ein Stück Lebensqualität darstellt und eine Grundvoraussetzung für unser körperliches Wohl ist, hat sich über die Jahre doch weit herumgesprochen. Das Grundwissen jedoch, das dazu notwendig ist, sich ein Leben lang richtig und vollwertig zu ernähren, scheinen immer noch die wenigsten zu besitzen. Viele verbinden „gesundes Essen" mit fader, geschmackloser Diätkost oder mit „Wunderkuren à la Hollywood". Beides hat nichts mit einer gesunden Ernährungsweise zu tun, die man sein Leben lang mit Freude und Genuß durchführen kann. Denn die Freude am Essen gehört ebenso zur Gesundheit wie die Qualität der Nahrungsinhaltsstoffe. Beides kombiniert zu vermitteln, war Sinn und Anliegen der Fernsehreihe und dieses begleitenden Buches.

Mein besonderer Dank gebührt Herrn W. O. Feißt und seinen Mitarbeitern im Ausbildungs- und Familienprogramm des Südwestfunks für die gute und vertrauensvolle Zusammenarbeit. Bedanken möchte ich mich auch bei meinen Freunden Cornelia Diehl und Wolfgang Stoermer, die mir ihren wunderschönen „Landsitz" für die Zeit des Schreibens zur Verfügung stellten, bei Christa Baier, die mich bei der Fertigstellung des Manuskriptes unterstützte und nicht zuletzt beim „Einöd"-Bauern Reiter, dessen Familie mich als „chronischen" Städter mit ernährungswissenschaftlichen Köstlichkeiten – täglich frische Milch, Eier, Butter und Brot „vom Land" – verwöhnte.

München, im Oktober 1987   Nicolai Worm

1. Kapitel
Grundlagen der Ernährungsphysiologie

Nahrungsbedarf

„Wir leben nicht, um zu essen, sondern wir essen, um zu leben."

Ohne Nahrung können wir, die Menschen, nicht leben. Pflanzen können mit Hilfe des Sonnenlichtes, des Blattgrüns (Chlorophyll), des Wassers, des Stickstoffes und des Kohlendioxids Leben aufbauen und in ihrer ganzen Vielfalt gedeihen. Diese wenigen Stoffe genügen ihnen, um alle verschiedenen pflanzlichen Eiweiße, Kohlenhydrate, Fette und Vitamine herzustellen. Der Mensch kann das nicht. Er muß fertige Nahrung aufnehmen, entweder in Form von Pflanzen oder in Form von tierischen Produkten, wobei Tiere ebenfalls vorher auf Pflanzen als Nahrungsmittel angewiesen waren.

So gesehen steht der menschliche Körper ständig in einem Austausch mit der Umwelt. Er nimmt Nahrungsmittel, Wasser und Sauerstoff auf und baut sie im Körper je nach Bedarf ineinander ein und um. Er verwendet sie also zur Lebenserhaltung und gibt dafür Wärme, mechanische Energie, Wasser, Kohlendioxid und Abbauprodukte in Form seiner Exkrete an die Umwelt wieder ab.

Im Organismus, d. h. in den Zellen, findet der Stoffwechsel statt. Wir müssen bedenken, daß der menschliche Körper kein statisches Gebilde, sondern ein lebendiges, sich ständig wandelndes System von Molekülstrukturen darstellt. Dieses überaus komplexe und komplizierte System ist aufgebaut aus Zellen, Geweben und Organen. Diese Bauteile des Systems sind zwar immer vorhanden, aber ihre inneren Bestandteile werden ständig erneuert oder repariert: Die gesamte Haut des Menschen z. B. wird während eines Zeitraums von sieben Jahren komplett gegen „neue Teile" ausgetauscht.

Das Körperfett ändert sich in seiner Zusammensetzung innerhalb eines Jahres – je nach Art der Ernährung. Die roten Blutkörperchen leben nur ca. 170 Tage und müssen ständig durch neue ersetzt werden. Haare und Nägel werden geschnitten und müssen nachwachsen, Wunden heilen, Muskeln wachsen, Hormone werden gebildet und verbraucht usw.

All die für diese wunderbaren Vorgänge notwendigen Substanzen entstammen unserer Nahrung. Der Körper besteht tatsächlich aus dem, was er ißt. Nicht alle Nahrungsbestandteile sind für den Menschen lebensnotwendig. Vieles kann er in seinem Stoffwechsel durch geeignete chemische Reaktionen in den Zellen selbst herstellen. Einige Nahrungsstoffe kann er jedoch nicht produzieren. Diese sind aber lebensnotwendig und heißen deshalb „essentiell".

Wenn man die Nahrung chemisch analysiert, so findet man 6 verschiedene Arten von Nährstoffen:

> Eiweiß
> Kohlenhydrate
> Fett
> Vitamine
> Mineralstoffe und Spurenelemente
> Wasser

Der Großteil des Menschen, nämlich ca. 60% seines Gewichts, besteht aus Wasser. Rund 20% sind Fett und die restlichen rund 20% teilen sich in Eiweiß, Kohlenhydrate und Knochensubstanz zusammen mit einem großen Teil des Calcium- und Phosphorbestandes des Körpers. Die Masse der restlichen Mineralstoffe, Spurenelemente und Vitamine machen weniger als 1% des Körpergewichts aus.

Abgesehen von den oben genannten Nährstoffen enthalten Nahrungsmittel auch eine mehr oder weniger große Menge an gespeicherter Energie. Diese Energie wird beim „Verbrennen" der Nährstoffe im Körper frei und für den Betrieb des Körpers in all seinen Funktionen verwendet. Auch wenn es nicht leicht vorstellbar ist, daß eine Kartoffel z. B. im Körper verbrennt, so kann man sich doch vor Augen führen, wie wir die Kartoffel z. B. in einem Lagerfeuer verbrennen, wobei die in der Kartoffel gespeicherte Energie in die Wärmeenergie des Feuers umgewandelt wird.

Nahrungsenergie

Wie wir im vorausgegangenen Abschnitt gehört haben, entsteht bei der Verbrennung von Nahrungsmitteln Energie. Anders als bei der Feuerverbrennung entstehen jedoch bei der Oxidation, d. h. bei der Verbrennung mit Sauerstoff in der Zelle, nicht nur Wärme und Asche. Nur ein Teil geht als Wärme hervor, zum anderen Teil werden die bei der Verbrennung anfallenden Kohlenstoff-, Wasserstoff- und Sauerstoffatome zu verschiedensten neuen Substanzen (wie z. B. Fett) verbunden, die zu Körperzellstrukturen aufgebaut werden. Und ein weiterer Teil der anfallenden Energie wird in der Zelle in energiespeichernde Substanzen (ATP, KP) umgebaut, die als Energiequelle der energieverbrauchenden Körperfunktionen und Muskelaktivitäten dienen. Nahrungsbestandteile werden also im Stoffwechsel zuerst in körpereigene Substanzen übergeführt, bevor sie eingebaut bzw. verbraucht werden.

Zu beachten ist, daß von allen lebenswichtigen Nährstoffen nur drei Energie liefern:

> Eiweiß
> Kohlenhydrate
> Fett

Die Menge Energie, die bei der Verbrennung entsteht, kann mit geeigneten Instrumenten gemessen werden. Die physikalische Maßeinheit dafür sind **Kalorien (cal)** oder, in neuerer Zeit, **Joule (J)**. Die physikalische Definition von 1 Kilokalorie (kcal) (= 1000 cal) bezeichnet die Wärmemenge, die benötigt wird, um einen Liter Wasser von 14,5° C auf 15,5° C zu erwärmen. Als Umrechnungsfaktor von Kalorie in Joule gilt:

> 1 kcal = 4,184 kJ
> 1 kJ = 0,239 kcal

Da Vitamine, Mineralstoffe, Spurenelemente und Wasser beim Verbrennen keine Wärme abgeben, enthalten sie keine Energie, haben also keine Kalorien. Daraus folgt, daß der Kaloriengehalt eines Nahrungsmittels davon abhängt, wieviel Kohlenhydrate, Fett oder Eiweiß enthalten sind. Wenn diese Nahrungsenergie nicht sofort vom Körper verbraucht wird, wird sie in körpereigene Energiespeicher z. B. als Körperfett eingebaut. Von dort kann sie dann bei Bedarf abgerufen werden. Das bedeutet nichts anderes, als daß ein Zuviel an Nahrungsenergie dick macht. Man kann sowohl von zuviel Fett als auch von zuviel Kohlenhydraten, aber auch von zuviel Eiweiß Speck ansetzen. Je mehr von diesen drei Energieträgern in einem Nahrungsmittel pro Volumeneinheit enthalten ist, desto kalorienreicher ist es. In der wissenschaftlichen Fachsprache wird dies als „Energiedichte" bezeichnet. Der Volksmund spricht von „Kalorienbomben".

Umgekehrt führen Nahrungsmittel, die pro Volumeneinheit viel energiefreie Substanzen, d. h. Wasser, Vitamine, Mineralstoffe und die unverdaulichen Ballaststoffe enthalten, dem Körper wenig Kalorien zu. Sie sind zum Schlankbleiben bzw. zum Abnehmen gut geeignet. Als Vorgriff auf folgende Kapitel kann gleich deutlich unterstrichen werden: Von zuviel Eiweiß, z. B. durch zuviel Fleisch oder Fisch usw., wird man ebenso schnell dick wie von zuviel Kohlenhydraten, z. B. durch zuviel Kartoffeln, Nudeln, Brot usw.

Betrachten wir den jeweiligen Energiegehalt der energieliefernden Nährstoffe in seiner Reinform:

1 g Eiweiß	enthält	4,1 kcal
1 g Kohlenhydrate	enthält	4,1 kcal
1 g Fett	enthält	9,3 kcal

Dazu im Vergleich:

1 g Alkohol	enthält	7,1 kcal

Daraus läßt sich erkennen, daß Fett dem Körper mehr als doppelt soviel Kalorien pro Gewichtseinheit zuführt als Eiweiß oder Kohlenhydrate, die beide gleichwertig sind. Der Alkohol ist hier aufgeführt, obwohl er kein Nährstoff und somit ein „leerer" Energieträger ist und uns nichts außer eben den Kalorien liefert. Aber nachdem in der Bundesrepublik erwachsene Männer und Frauen im Schnitt 12% bzw. 8% ihrer Energie tagtäglich über Alkohol zuführen, ist dieser Vergleich beachtenswert und sollte uns zugleich einiges zu denken geben. Wer fettreich ißt und dazu gerne Alkohol trinkt, wird verständlicherweise leicht übergewichtig.

Eiweiß und Kohlenhydrate liefern bei der Verbrennung pro Gramm gleichviel Energie, das Fett hingegen mehr als doppelt soviel. Für die Energiefreisetzung im menschlichen Körper, d. h. bei der Beantwortung der Frage, wie, wann und wie schnell die Stoffe für die Energiebereitstellung herangezogen werden, gibt es zusätzlich erhebliche Unterschiede:

Eiweiß dient vor allem als wertvoller Baustoff und wird normalerweise nur zu einem geringen Teil für die Energieproduktion herangezogen. Nur in Ausnahmefällen, in Notzeiten sozusagen, wenn kaum mehr Kohlenhydrate oder Fett im Körper zur Verfügung stehen, z. B. im langandauernden Hungerzustand oder bei großen körperlichen und geistigen Ausdauerleistungen, wird Körpereiweiß als letzte Reserve „ins Feuer" geworfen.

Kohlenhydrate sind die ökonomischste Energiequelle im Körper. Sie brauchen zur Verbrennung ca. 10% weniger Sauerstoff als Fett. Auch wird diese Energie schnell zur Verfügung gestellt. Bei kurzzeitigen starken körperlichen Beanspruchungen können Kohlenhydrate kurzfristig auch ohne Sauerstoff verbrannt werden. In diesem Falle allerdings wird weniger Energie frei als bei der Sauerstoffverbrennung und zudem fällt bei der Verbrennung im Muskel Milchsäure (Laktat) als Stoffwechselprodukt an. Der Muskel übersäuert dann, er wird „sauer", schmerzt, zittert, und man muß die Arbeit abbrechen. Jeder, der einmal anstrengenden Sport betrieben hat, kennt diesen Effekt.
Kohlenhydrate können, obwohl sie so günstige Energielieferanten sind, nur in geringer Menge im Körper gespeichert werden. Die Größenordnung liegt bei 300–400 g im gesamten Körper. Ein Drittel davon ist in der Leber eingelagert, zwei Drittel in den Muskelzellen. Die Speicherform der Kohlenhydrate wird Glykogen genannt. Zusammengefaßt kann man sagen: **Kohlenhydrate sind wertvoll, aber knapp.**

Fett ist in jedem Körper reichlich vorhanden. Es ist eine praktisch nie versiegende Energiequelle, die eine Nahrungskarenz (Nahrungsverzicht) von mehreren Wochen ermöglicht.
1 kg Körperfett enthält ca. 7000 kcal. Auch ein Mensch mit Idealgewicht enthält noch immer 10% Fett. Bei einem 70 kg schweren Mann entsprächen dem 7 kg Fett, also ca. 50 000 kcal. Damit kann man bei körperlicher Ruhe 30–40 Tage hungern.
Allerdings ist die Fettverbrennung nicht sehr ökonomisch. Sie funktioniert nur in Gegenwart von Sauerstoff in der Zelle und läuft relativ langsam an. Bei schnell gefordertem Energiebedarf unter hohen körperlichen Belastungen verwendet der Körper deshalb nicht sein Fett, sondern die Kohlenhydrate. Zusammengefaßt läßt sich sagen: **Fett ist die reichlich vorhandene Energiereserve für den „Normalbetrieb".**

Energiebedarf

Zur Erhaltung seiner Funktionen benötigt der Körper Energie. Selbst bei absoluter körperlicher Ruhe verbrauchen wir Energie. Diese wird benötigt zur Erhaltung der Körperwärme, für die Gehirntätigkeit, die Herz-, Lungen-, Leber- und Nierenarbeit, für die Drüsentätigkeit und den Stoffwechsel. Diesen Energieverbrauch nennen wir „Grundumsatz". Er liegt bei ca. 1600 kcal pro 24 Std., ist aber variabel und abhängig von Geschlecht, Alter, Körpergröße und Körpergewicht. Im Wachstum und in der Schwangerschaft ist der Grundumsatz erheblich erhöht.

Mit jeglicher Tätigkeit wie z. B. Muskelbewegung, Wärmeregulation, Verdauung usw. entsteht ein Mehrbedarf an Energie. Er wird „Leistungszu-

	in kcal
Vorwiegend sitzende Beschäftigung (Schriftsteller, Kaufmann, Beamter)	2200–2400
Leichte Muskelarbeit vorwiegend im Sitzen, auch teilweises Gehen und Sprechen (Schneider, Lehrer)	2600–2800
Mäßige Muskelarbeit (Schuhmacher, Briefträger)	ca. 3000
Stärkere Muskelarbeit (Metallarbeiter, Maler)	3400–3600
Schwerarbeiter Schwerstarbeiter	4000 und mehr 5000 und mehr
Schnellkraftsportarten 65–75 kg Körpergewicht	ca. 5200
Spielsportarten 70–75 kg Körpergewicht	ca. 5500
Ausdauersportarten 65–70 kg Körpergewicht	ca. 5550
Ausdauersportarten mit erheblichem Kraftaufwand 65–80 kg Körpergewicht	ca. 5800
Kampfsportarten 75 kg Körpergewicht	ca. 5800
Kraftsportarten 80–90 kg Körpergewicht	ca. 6800

Tab. 1 Tagesumsatz verschiedener Berufsgruppen und im Spitzensport bei intensivem Training

wachs" genannt und in erster Linie durch das Ausmaß der Muskeltätigkeit bestimmt. Je stärker die körperliche Beanspruchung, desto höher der Energiebedarf. Im Profisport finden sich Spitzenverbrauche von bis zu 1600 kcal pro Stunde, z. B. beim Radrennfahren oder bei Hochgebirgstouren. Leicht läßt sich ausrechnen, daß diese Sportler Nahrungsmengen von bis zu 10 000 kcal am Tag zu sich nehmen müssen, um ihrem Körper die verbrauchte Energie wieder zuzuführen.

Bei diesen Mengen ist die Grenze des Fassungsvermögens des Magen-Darm-Traktes erreicht. So kann es vorkommen, daß im Spitzensport nicht die Trainiertheit, sondern die Kapazität der Verdauungsorgane der leistungsbegrenzende Faktor ist.

Liegt die Energiezufuhr mit der Nahrung niedriger als der Energieverbrauch, greift der Körper auf seine Energiedepots zurück. Daran läßt sich erkennen, daß der Körper einem Gleichgewichtssystem entspricht: Führen wir mehr Energie zu als notwendig, legen wir Körperfett an; leben wir im Energiedefizit, nehmen wir ab. Es kommt darauf an zu lernen, sein Leben lang diese Energiebilanz ausgeglichen zu halten. Dies ist nicht leicht, denn im Alter verbrauchen wir weniger und weniger Energie, während sich unsere Eßgewohnheiten immer noch an den Mengen aus unseren Jugendjahren orientieren.

Das wichtigste Hilfsmittel für die Kontrolle der Energiebilanz ist die Körperwaage. Jeder sollte sich mindestens dreimal in der Woche frühmorgens nackt wiegen, um sein Gewicht mit der Nahrungszufuhr abzustimmen.

Nährstoffbedarf

Unser Bedürfnis nach Nahrung im biologischen Sinne bezieht sich niemals auf einzelne Lebensmittel, sondern auf die Nährstoffe, die in den verschiedenen Lebensmitteln enthalten sind. So gibt es kein einzelnes Lebensmittel, das besonders gesund oder gesünder als ein anderes ist. Entscheidend ist allein, daß alle benötigten Nährstoffe regelmäßig in ausreichenden Mengen und in einem günstigen Verhältnis zueinander dem Körper zugeführt werden. Wie wir zuvor erfahren haben, kann der Körper zwar einen Teil seiner benötigten Substanzen im eigenen Stoffwechsel herstellen, aber eben nicht alle. Wenn von diesen wichtigen Bestandteilen über die Nahrung zu wenige zugeführt werden, kommt es zu Mangelerscheinungen, die, wenn sie nicht behoben werden, zu schweren Krankheiten und zum Tod führen. Man denke dabei an die typische Vitamin-D-Mangelerscheinung Rachitis oder auch an Skorbut, die klassische Vitamin-C-Mangelkrankheit. Die Substanzen, die der Körper nicht selbst herstellen kann, heißen „essentielle" Nahrungsfaktoren, wobei allerdings betont werden muß, daß „nicht-essentielle" Nahrungsfaktoren keineswegs als überflüssig zu betrachten sind.

Die folgende Tabelle liefert einen Überblick über die notwendigen Bestandteile unserer täglichen Nahrung:

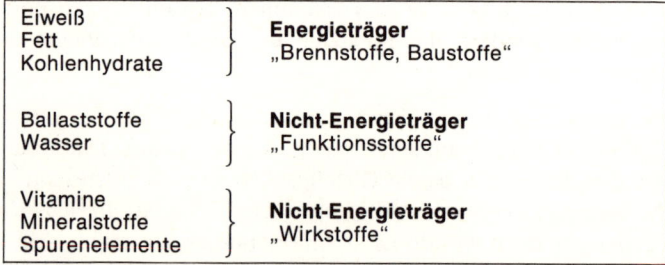

Tab. 2 Notwendige Bestandteile der täglichen Nahrung

Eine Einteilung in essentielle und nicht-essentielle, aber funktionsfördernde Nahrungsbestandteile sieht folgendermaßen aus:

essentielle Nährstoffe

8 essentielle Aminosäuren (Eiweißkomponenten)
1 bzw. 2 essentielle Fettsäuren (Fettkomponenten)
alle Vitamine
alle Mineralstoffe
alle Spurenelemente
Wasser

nicht-essentielle Nährstoffe

nicht-essentielle Aminosäuren (Eiweißkomponenten)
nicht-essentielle Fettsäuren (Fettkomponenten)
Kohlenhydrate
Enzyme u. ä.
Cholesterin u. ä.
Purine u. ä.

Nährstoffbedarf – Verdauung

Der Mensch kann ohne Kohlenhydrate leben. Der Körper stellt sie aus Körpereiweiß selbst her. Und er braucht sie dringend, denn das Gehirn funktioniert nur mit Kohlenhydratverbrennung.

Nach vielen Jahren intensiver Forschung hat man sich heute auf eine Richtlinie geeinigt, nach der wir unsere tägliche Nahrung in ihrem gegenseitigen Verhältnis idealerweise wie folgt zu uns führen sollten:

> ca. 15% der Kalorien als Eiweiß
>
> ca. 55% der Kalorien als Kohlenhydrate
>
> ca. 30% der Kalorien als Fett

Tatsächlich aber führen Erwachsene in der Bundesrepublik ca. 10% ihrer täglichen Kalorien als Alkohol zu. Dazu essen sie zuviel Fett und Zucker, so daß als Folge zuwenig Eiweiß und zuwenig Kohlenhydrate als Träger der essentiellen Vitamine und Mineralien verzehrt werden.

In den Kapiteln 2–8 wird auf die verschiedenen Nährstoffe im Detail eingegangen.

Verdauung

Unter „Verdauung" versteht man die Zerkleinerung und Aufspaltung der Nahrung in kleinste, vom Darm aufnehmbare Bestandteile. Diese passieren die Darmwand und werden im Blut zur Leber und von dort zu allen anderen Körperregionen, in denen sie gerade gebraucht werden, transportiert. Der Körper sucht sich, je nach Bedarf, aus diesem Angebot an Bausteinen diejenigen Bausteine heraus, die er in seinem Stoffwechsel gerade benötigt, um körpereigene Substanzen aufzubauen.

Im Volksmund wird mit „Verdauung" oft der Stuhlgang bezeichnet. Tatsächlich aber ist das, was mit dem Stuhl abgesetzt wird, nur der Rest von dem, was nach der Verdauung übriggeblieben ist, vermischt mit unverdaulichen Nahrungsbestandteilen, Darmschleimhautzellen, Bakterien, Gallensäuren, Wasser und einigem mehr.

Die Verdauung beginnt bereits im Mund. Die Zähne zerkleinern und mahlen die Nahrung auf mechanischem Weg, so daß die Nahrung besser durch die Verdauungsenzyme angegriffen werden kann. Gut zu kauen, ist deshalb sehr wichtig. Mit dem Speichel, der in den Mundspeicheldrüsen produziert wird, kommt Wasser zur besseren Gleitfähigkeit hinzu und mit „Amylase" bereits das erste Verdauungsenzym. Es spaltet das komplexe Kohlenhydrat „Stärke" in Maltose, einen Zweifachzucker. Deswegen schmeckt ein Stück Brot nach gründlichem Kauen süß.

Der Brei wandert durch die Speiseröhre in den Magen. Hier wird er mit dem Magensaft vermischt. Magensaft enthält Wasser, Salzsäure und ein weiteres Verdauungsenzym, das Pepsin. Pepsin spaltet größere Eiweißpartikel in kleinere. Sonst findet im Magen keine Verdauung statt. Damit der Magen durch seine Salzsäure und das Pepsin nicht selbst angegriffen und anverdaut wird, ist die Mageninnenwand durch eine Schleimschicht geschützt. Wird dieser Schleimschutz durch äußere oder innere Einflüsse, wie z. B. durch exzessiven Genuß von Alkohol, Nikotin, Coffein oder durch Streß beschädigt, wird der Magen durch seinen eigenen Magensaft angegriffen. Als letzte Folge kann es zum berüchtigten Magengeschwür kommen.

Neben der Eiweiß-Vorverdauung hat der Magen noch weitere wichtige Funktionen:
Desinfektion: Durch seine konzentrierte Salzsäure kann er einen großen Teil der mit der Nahrung unfreiwillig zugeführten Bakterien und Mikroben vernichten.
Portionierung: Am Magenausgang liegt ein Schließmuskel, der sogenannte „Pförtner". Er sorgt dafür, daß der Speisebrei aus dem Magen nur portionsweise in den Dünndarm gelangt. Dort findet die eigentliche Verdauung statt. Die Kapazität des Dünndarms und der gesamten Verdauung wäre überfordert, wenn eine ganze Mahlzeit auf einmal in den Dünndarm hineingelangen könnte. Im allgemeinen gilt: Je fetter eine Speise ist, desto länger liegt sie im Magen und wird durch die Magenbewegung mit Magensaft durchmischt.

Im Dünndarm vollzieht sich dann die eigentliche Verdauung. Drüsen in der Darmschleimhaut sondern Verdauungsenzyme ab, die Eiweiß, Kohlenhydrate und Fett spalten. Die Leber fügt die Gallensäuren zur besseren Fettspaltung hinzu und die Bauchspeicheldrüse (Pankreas) scheidet ebenfalls Enzyme zur Spaltung der drei energiehaltigen Nährstoffe in den Darm aus. Dazu kommt noch ein basisches Sekret, das den noch stark säurehaltigen Speisebrei chemisch neutralisiert.

Die Verdauungssäfte im vorderen Teil des Dünndarms bewirken, daß Eiweiß, Fett und Kohlenhydrate in ihre kleinsten Bestandteile zerlegt werden.

Verdauung

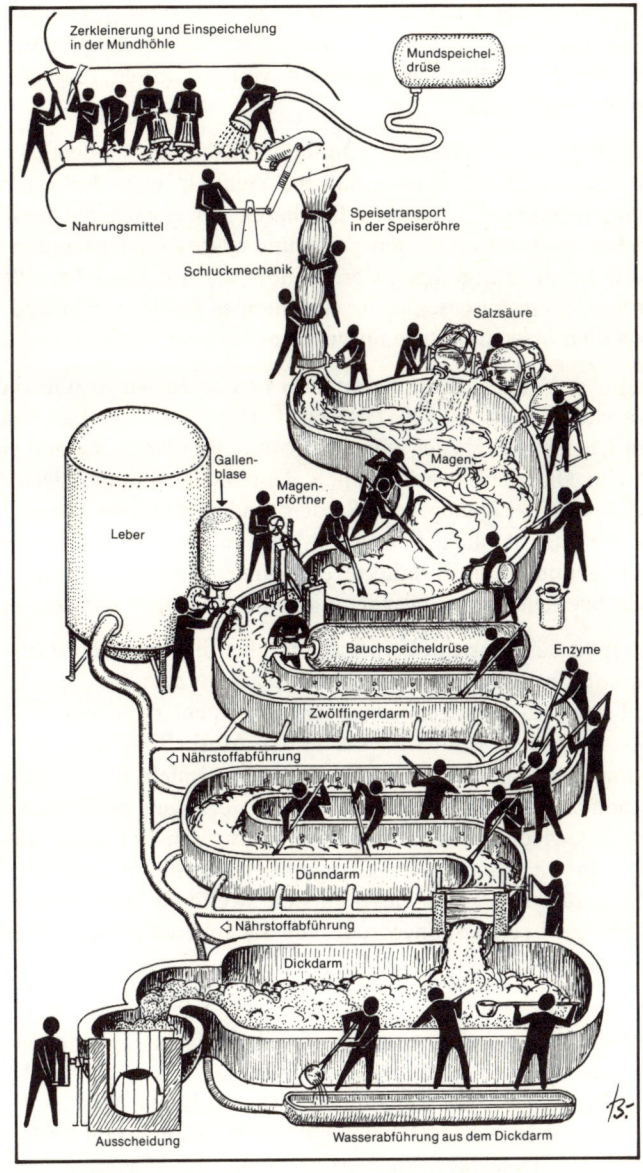

Abb. 1 Der Ablauf des Verdauungsvorgangs

Die Vitamine, Mineralstoffe und Spurenelemente werden ebenfalls freigelegt. Alle zusammen können nun von der Darmschleimhaut aufgenommen und von dort an das Blut weitergegeben werden. Diesen Vorgang bezeichnet man als „Resorption".

Die resorbierten Stoffe werden später in den Körperzellen dem „Stoffwechsel" unterzogen. Das bedeutet, daß sie vielfältig verändert, gespeichert, verwertet oder verbraucht werden. Bei diesen Prozessen fallen auch unreine Stoffwechselprodukte an, die giftig sind und ausgeschieden werden müssen. Giftige Stickstoffverbindungen werden über die Niere aus dem Blut eliminiert und im Harn ausgeschieden. Anfallendes Kohlendioxid und Wasserdampf werden über die Lunge ausgeatmet.

Nahrungsbestandteile, die im Dünndarm zurückbleiben, also unverdaulich sind, wandern weiter in den Dickdarm. Der Dickdarm hat zwar einen dickeren Querschnitt als der Dünndarm, aber sein Name stammt von „eindicken". Im Dickdarm wird nämlich dem relativ dünnflüssigen Verdauungsbrei das Wasser entzogen. Außerdem sind dort Darmbakterien angesiedelt, die die unverdaulichen Nahrungsbestandteile zum Teil vergären, wodurch Gase und Fäulnisprodukte entstehen. Nebenbei produzieren die Bakterien bei dem Vergärungsvorgang gewisse Mengen an Vitamin K.

Der Transport des Speisebreis vom Mund über die Speiseröhre zum Magen und von dort über den Dünndarm und Dickdarm zum Enddarm, von wo er als Stuhl bzw. Kot ausgeschieden wird, geschieht nicht passiv. Vielmehr wird der Forttransport durch eine aktive Muskeltätigkeit des gesamten Verdauungstraktes bewirkt. Von unserer Willkür nicht beeinflußbare Muskeln ziehen sich in rhythmischen Wellenbewegungen zusammen und entspannen sich wieder, wodurch der Brei vorangeschoben wird. Diese sogenannten „Kontraktionen" laufen aber nicht ständig ab, sondern werden durch einen Reiz ausgelöst. Dieser entsteht, wenn die aufgenommene Nahrung einen gewissen Füllungsdruck auf die Innenwand des Verdauungstraktes ausübt.

Ist die Nahrungsmenge gering oder wird die Nahrung im Dünndarm so komplett verdaut und aufgenommen, daß kein entsprechender Dehnungsreiz ausgelöst wird, erschlafft die Darmmuskulatur, der Nahrungsbrei bleibt liegen und es kommt zur Verstopfung. Zudem ist die Darmmotorik sehr stark nervlich, d. h. psychisch abhängig und funktioniert oft im Alter weniger zuverlässig. Viele Menschen im mittleren und fortgeschrittenen Alter nehmen deshalb regelmäßig Abführmittel. Das müßte nicht sein:

Verdauung

Erst seit den 70er Jahren kennt man die Bedeutung der „Ballaststoffe". Dies sind unverdauliche Nahrungsbestandteile, die die günstige Eigenschaft besitzen, das Vielfache ihres Volumens an Wasser im Darm chemisch an sich zu binden. Dadurch quellen sie auf und es entsteht ein stark vergrößertes Volumen des Nahrungsbreis. Dadurch wiederum wird der Dehnungsreiz in der Innenwand des Darmes ausgelöst und die Verdauungskontraktionen des Darmes setzen ein. Somit wäre eines der chronischen Leiden unserer Gesellschaft, die Verstopfung, durch ballaststoffreiche Nahrung auf Dauer zu beseitigen. Näheres dazu finden Sie im Kapitel „Ballaststoffe".

2. Kapitel
Eiweiß

Als Eiweiß bezeichnet man eine Stoffverbindung, die hauptsächlich aus Aminosäuren hergestellt ist. Eiweiß stellt das Grundgerüst jeder Zelle aller Lebewesen dar. Eiweiß wird auch als Protein bezeichnet. Das stammt aus dem Griechischen und bedeutet abgeleitet von *protos* „der Erste". Eiweiß ist der wichtigste Stoff, denn ohne Eiweiß existiert kein Leben. Wir kennen Tausende von verschiedenen Eiweißarten. Jedes Lebewesen hat genetisch bedingt seine eigene individuelle Eiweißzusammensetzung. Daher kann man nicht einfach jedes beliebige Blut oder einfach ein Organ oder ein Körperglied von einem Menschen auf einen anderen übertragen. Der Körper würde das fremde Eiweiß erkennen und sich dagegen wehren, d.h. es abstoßen. Wie wir wissen, sind Blutübertragungen bei gleicher oder kompatibler Blutgruppe möglich und auch die Medizintechnik hat mit Hilfe spezieller Pharmaka die Voraussetzungen für die Verpflanzung gewisser Organe geschaffen.

Aufbau

Eiweiß ist aus Aminosäuren aufgebaut. Wir kennen 22 Aminosäuren, die sich aber in einer unvorstellbar großen Vielzahl von Verknüpfungsmöglichkeiten verschiedenartig miteinander verbinden. Einige dieser Aminosäuren kann der Mensch im Stoffwechsel selbst herstellen. Das sind die sogenannten „nicht-essentiellen". Weitere 8 Aminosäuren kann er nicht herstellen.

Essentielle	Semi-essentielle	Nicht-essentielle
Isoleucin Leucin Lysin Methionin Phenylalanin Threonin Tryptophan Valin	Arginin Histidin*	Alanin Asparaginsäure Cystin Glutaminsäure Glycin Hydroxyprolin Prolin Serin Tyrosin

* Histidin ist für den Säugling essentiell.

Tab. 3 Einteilung der Aminosäuren

Da sie aber lebensnotwendig sind, muß er sie über die Nahrung zuführen. Sie heißen deshalb „essentielle" Aminosäuren. Dazwischen existieren noch 2 Aminosäuren, die unter Umständen, z. B. bei Stoffwechselstörungen, nicht selbst hergestellt werden. Sie nennt man deshalb „semi-essentiell", das bedeutet halb-essentiell. In Tabelle 3 sehen Sie die Einteilung der Aminosäuren.

Durch die jeweilige Kombinationsform ändert sich die Zusammensetzung des Eiweißes im menschlichen Organismus. Die jeweilige Struktur bzw. die Zusammensetzung hängt immer von der Aufgabe im menschlichen Organismus ab.

Funktion

Wie schon erwähnt, ist Eiweiß das eigentliche Baumaterial des Organismus. Die Muskeln, die Blutkörperchen, die Organe inklusive der Haut, die Knorpel, Knochen und Sehnen, die Hormone, die Enzyme und die Abwehrkörper bestehen hauptsächlich aus Eiweiß. Das Körpereiweiß unterliegt einem ständigen Auf- und Abbau. Es kann nur sehr begrenzt gespeichert werden. Es existiert eine Art von Aminosäurereserve, auch als „Aminosäurenpool" bezeichnet, die im Zwischenstoffwechsel anfällt und höchstens 600–700 g ausmacht. Deshalb muß Eiweiß ständig, d. h. möglichst täglich, von außen durch die Nahrung zugeführt werden. Geschieht das nicht, zieht der Körper von relativ unwesentlichen Bereichen, z. B. den Muskeln, Eiweiß ab und baut es in lebensnotwendigere Bereiche, z. B. in die Hormon-, Enzym- und Abwehrproduktion ein. Das bedeutet, daß man Körpersubstanz verliert und die körperliche Leistungsfähigkeit darunter leidet.

Über die Nahrung werden zwar Aminosäuren zum Aufbau von Eiweiß geliefert, aber es kommt nicht auf die Gesamtmenge des gelieferten Eiweißes an, sondern auf die Qualität, d. h. den Gehalt an essentiellen Aminosäuren. Wieviel von diesen essentiellen Aminosäuren gebraucht werden, hängt ganz vom Lebensalter und von der Art der körperlichen Beanspruchung ab.

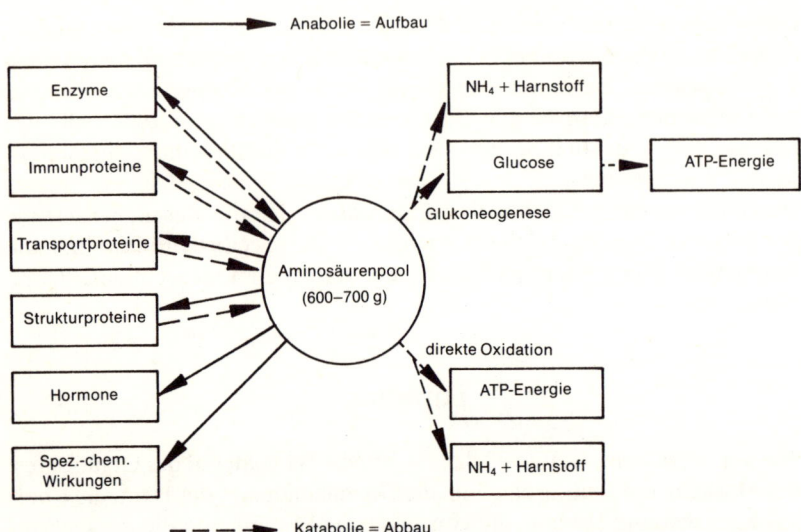

Abb. 2 Der Aminosäurenpool. Alle Eiweißstoffe (Proteine) des Organismus unterliegen einem ständigen Abbau (Katabolie) und Neu-Aufbau (Anabolie). Aminosäuren treten dabei als Bausteine und auch als Abbauprodukte auf. Beim gesunden Erwachsenen unter normalen Bedingungen umfaßt der Pool freier Aminosäuren 600–700 g. Er setzt sich zusammen aus den Aminosäuren der Nahrung, aus Abbauvorgängen im Organismus und aus Aminosäuren, die im Körper gebildet werden. Normalerweise ist die Bilanz ausgeglichen. Aufbau- und Abbauprozesse halten sich die Waage, so daß die Größe des Aminosäurenpools konstant bleibt.

Bedarf

Bei Eiweiß von einem eigentlichen Bedarf zu sprechen, ist in gewisser Weise unkorrekt. Der Körper hat strenggenommen nur einen Bedarf an essentiellen Aminosäuren. Diese befinden sich vor allem im tierischen Eiweiß. Daher ist es für den Menschen biologisch wertvoller als pflanzliches Eiweiß. Um eine ausreichende und günstige Eiweißzufuhr zu sichern empfiehlt es sich, mit der Nahrung sowohl tierisches als auch pflanzliches Eiweiß zuzuführen. Im Beisein von tierischem Eiweiß wird das minderwertigere pflanzliche Eiweiß aufgewertet. Die im „Überschuß" vorhandenen essentiellen Aminosäuren im tierischen Eiweiß ergänzen die fehlenden essentiellen Aminosäuren im pflanzlichen Eiweiß, so daß eine hochwertige Kombination entsteht.

Die **biologische Wertigkeit** von Eiweiß gibt an, wieviel Gramm körpereigenes Eiweiß durch 100 g des betreffenden Nahrungseiweißes aufgebaut werden können. Daraus folgt, daß der Körper um so weniger Nahrungseiweiß benötigt, um seine Körpereiweiß-Bilanz aufrechtzuerhalten, je hochwertiger dieses ist. Durch die Kombination von tierischem mit pflanzlichem Eiweiß können auch viel höhere biologische Wertigkeiten erzielt werden, als dies durch ausschließlich tierische Eiweißzufuhr möglich wäre.

In der folgenden Tabelle sehen Sie die biologische Wertigkeit einzelner Nahrungsmittel und die biologische Wertigkeit von Kombinationen (Proteingemischen).

Nahrungsprotein	Minimalbedarf (g/kg KG/Tag)	Biologische Wertigkeit
Weizenmehl	0,85	57
Bohnen	0,70	73
Reis	0,60	82
Soja	0,58	85
Milch	0,55	90
Rindfleisch	0,56	92
Kartoffel	0,57	99
Vollei	0,50	100

Proteingemische	Mischungsverhältnis (N, %)	Biologische Wertigkeit
Bohnen/Mais	52:48	99
Vollei/Mais	88:12	114
Milch/Kartoffel	51:49	114
Vollei/Milch	76:24	119
Milch/Weizenmehl	75:25	125
Lactalbumin/Kartoffel	70:30	134
Vollei/Kartoffel	36:64	136

Tab. 4 Minimalbedarf an Protein und biologische Wertigkeit verschiedener Nahrungsproteine für einen Erwachsenen (nach *Huth* 1986)

Die Kombination aus Kartoffel- und Hühnerei-Eiweiß ist das hochwertigste Eiweiß, das wir für den Menschen kennen. Sie sollten deshalb Ihre „Bratkartoffeln mit Spiegelei" am Freitag besser schätzenlernen! Übrigens ist Eiweiß nicht mit Eiklar, dem Weißen des Hühnereies, zu verwechseln. Eiklar besteht hauptsächlich aus Wasser, enthält aber auch Aminosäuren, Vitamine und Mineralien.

Man kann durchaus auch ganz auf tierisches Eiweiß verzichten. Dies ist biologisch möglich und wird von einigen Völkern mehr oder minder unfreiwillig und im Westen von den strengen Vegetariern, den sogenannten Veganern, freiwillig praktiziert. Eine Kombination aus Bohnen und Mais, den Grundnahrungsmitteln in Mittel- und Südamerika, bekommt immerhin einen Wert von 101. Auch Kombinationen aus Erdnüssen mit Sesam und Soja oder Kichererbsen mit Sesam und Soja – alles Grundnahrungsmittel der „Dritten Welt" – sind sehr hochwertig.

Einige Beispiele für Nahrungsmittelkombinationen mit hoher biologischer Wertigkeit sind:

Kartoffeln	mit	Ei Milch Milchprodukten (Quark, Joghurt, Käse) Fleisch Fisch

Als Beispiel: Bratkartoffeln mit Rührei, Pellkartoffeln mit Quark, Kartoffelbrei, mit Käse überbackene Kartoffeln, Kartoffeln als Beilage zu Fleisch und Fisch usw.

Getreideprodukte	mit	Milch Milchprodukten (Quark, Joghurt, Käse) Ei Hülsenfrüchten (Bohnen, Erbsen, Linsen)

Als Beispiel: Müsli, Nudeln mit Käse, Käsebrot, Pfannkuchen usw.

Hülsenfrüchte	mit	Ei Getreideprodukten Milch Milchprodukten

Als Beispiel: Erbsengerichte mit Brot, Bohnen mit Maisfladen (Tortillas), Hirse mit Kichererbsen usw.

Zu beachten ist ebenfalls, daß es ausreichend ist, diese Eiweiß-Nahrungsmittel im Abstand von einigen Stunden versetzt zu verzehren, um den Kombinationseffekt zu erreichen. Es muß nicht immer beides gleichzeitig zusammen gegessen werden. Die entsprechende Nachspeise oder Zwischenmahlzeit erreicht ebenfalls noch den gewünschten Effekt.

Aus der oben aufgeführten Aufstellung läßt sich gut erkennen, welchen besonderen Stellenwert die Milch, die Milchprodukte und auch die Eier in unserer Ernährung einnehmen. Mit einem Glas Milch zu jeder Mahlzeit läßt sich praktisch immer die Eiweißwertigkeit einer Mahlzeit aufbessern.

Nach heutigen Erkenntnissen liegt das **Eiweißminimum** für den Menschen bei ca. 30 g reinem Eiweiß am Tag. Soviel wird benötigt, um den Abbau von Körpersubstanz und auf Dauer Mangelerscheinungen und Krankheiten zu vermeiden. Die empfohlene Eiweißzufuhr, in die sowohl ein Sicherheitszuschlag als auch ein Mehrbedarf durch körperliche Arbeit eingebaut ist, liegt bei 0,9 g pro Kilogramm Körpergewicht am Tag, was ungefähr 12% Eiweißkalorien entspricht. Säuglinge, Kinder, Jugendliche, aber auch alte Menschen benötigen mehr Eiweiß.

		Tägl. Proteinbedarf (g/kg Körpergewicht)	
		m	w
Erwachsene		0,9	0,9
Säuglinge	0– 6 Monate	2,5	2,5
	7–12 Monate	2,2	2,2
Kinder	1– 3 Jahre	2,2	2,2
	4– 6 Jahre	2,0	2,0
	7– 9 Jahre	1,8	1,8
	10–12 Jahre	1,5	1,4
	13–14 Jahre	1,5	1,4
Jugendliche	15–18 Jahre	1,2	1,0

Tab. 5 Eiweißbedarf verschiedener gesunder Bevölkerungsgruppen (nach DGE)

Bei Sportlern ist ebenfalls eine höhere Eiweißzufuhr erforderlich: Die große körperliche Belastung führt zu einem hohen Verschleiß an Eiweiß in den Muskelfasern, Knorpeln, Enzymen und Hormonen, der wieder ausgeglichen werden muß.

Kraftsportler benötigen noch erheblich mehr Eiweiß, um den durch ihr Krafttraining an das Wachstum der Muskulatur gesetzten Reiz auch erfüllen zu können. Ohne ausreichende Eiweißzufuhr wächst der Muskel nicht. Auf

Eiweißpräparate allerdings müssen nur Kraftsportler im Spitzensport zurückgreifen, die für ihr Krafttraining bis zu 4 g Eiweiß pro kg Körpergewicht am Tag benötigen.

Überschuß

Im Eiweißstoffwechsel entsteht Stickstoff, der als Harnstoff anfällt. Dieser ist giftig und muß über die Niere und den Harn ausgeschieden werden. Wird mehr Eiweiß als benötigt verzehrt, entsteht eine höhere Belastung durch giftigen Stickstoff. Die verbleibenden Eiweißverbindungen werden umgebaut und entweder zur Energiegewinnung verbrannt oder als Fett abgelagert. Daher kann man auch vom magersten Filetsteak dick werden!

Die Nieren müssen, wie gesagt, die Entgiftungsarbeit vollziehen. Für Menschen mit gesunden Nieren stellt dies kein Problem dar. Bei einer Veranlagung zur Nierenschwäche allerdings kann eine ständige Eiweiß-Überernährung zu schweren Nierenkrankheiten führen. Zu bedenken ist auch, daß tierische Eiweißträger wie Fleisch und Fleischprodukte meist sehr fettreich sind und so leicht zur überreichlichen Kalorienzufuhr beitragen.

Vorkommen

Im Prinzip enthält jedes natürliche Nahrungsmittel Eiweiß – auch Obst und Gemüse, diese allerdings in geringsten Mengen. Sehr eiweißreich sind Fleisch, Fisch, Milchprodukte, Hülsenfrüchte (inkl. Soja), Weizenkeime, Hefe usw. Aus der folgenden Tabelle können Sie den Eiweißgehalt von verschiedenen Nahrungsmitteln entnehmen.

Tierisches Eiweiß		Pflanzliches Eiweiß	
Rindfleisch		*Getreideerzeugnisse*	
Filet	19,2	Haferflocken	13,8
Blume, Rose	17,4	Nudeln (Eierteig)	13,0
Hochrippe	16,7	Weizenmehl, Type 405	10,6
Brust	16,0	Weizenmehl, Type 1700	11,7
		Roggenmehl, Type 815	8,0
Kalbfleisch		Roggenmehl, Type 1800	11,2
Kotelett	21,1	Knäckebrot	10,1
Haxe	20,9	Brötchen	6,8

Vorkommen

Tierisches Eiweiß		Pflanzliches Eiweiß	
Bug (Schulter)	20,9	Pumpernickel	6,8
Filet	20,6	Roggenbrot	6,4
Brust	18,6	Graubrot	6,0
Schweinefleisch		Reis, unpoliert	7,4
Filet	18,6	*Salat – Gemüse*	
Kotelett	15,2	Rosenkohl	4,4
Bug (Blatt, Schulter)	14,0	Blumenkohl	2,5
Bauch	11,7	Kartoffeln	2,0
Haxe	11,6	Spargel	1,9
Wurst/Fleischwaren		Weißkohl	1,4
Schinken, gekocht	19,5	Kopfsalat	1,2
Schinken, roh	18,0	Zwiebeln	1,2
Cervelatwurst	16,9	Rettich	1,0
Leberkäse	12,5	Linsen, getr.	23,5
Mortadella	12,4	Erbsen	22,9
Mettwurst	11,9	Bohnen, weiß	21,3
Geflügel		Sojabohnen	37,0
Brathuhn	20,6	Mandeln	18,0
Brathuhnbrust	22,8	Walnüsse	15,0
Truthahn	20,5	Haselnüsse	14,0
Truthahnbrust	24,1	Sonnenblumenkerne	27,0
Ente	18,1		
Gans	15,7		
Fisch			
Rotbarsch	18,9		
Seelachs	18,0		
Hering	17,3		
Kabeljau	17,3		
Scholle	17,1		
Milch-Produkte			
Speisequark, mager	17,0		
Joghurt aus Trinkmilch	5,0		
fettarme Milch	4,0		
entrahmte Milch	4,0		
Buttermilch	4,0		
Milch 3,5%	3,3		
Schlagsahne	2,0		
Eier			
Hühnerei	12,9		
Eiklar	11,1		
Eigelb	16,1		

Tab. 6 Eiweißgehalt (in g) im verzehrbaren Anteil einiger Lebensmittel pro 100 g

Praktische Ernährungsempfehlungen

Für unsere tägliche Ernährung empfiehlt es sich, die Fettzufuhr möglichst niedrig zu halten. Auf diese Weise kann man Übergewicht vorbeugen bzw. abbauen und so mögliche Folgeerkrankungen vermeiden. Es sollte deshalb immer auf den Fettgehalt von Eiweißträgern geachtet werden. Bei tierischen Produkten gilt, daß der höchste Eiweißgehalt immer in den fettarmen Sorten zu finden ist. Ein hoher Fettanteil geht auf Kosten des Eiweißanteils. In der folgenden Tabelle können Sie zu ausgewählten Nahrungsmitteln neben dem Eiweißanteil auch den Fettanteil und das Verhältnis Fett/Eiweiß erkennen. Die empfehlenswertesten Eiweiß-Nahrungsmittel sind die mit einem niedrigen Verhältnis von Fett zu Eiweiß.

Lebensmittel	Eiweiß g	Fett g	g Fett/ g Eiweiß
sehr fettarm			
Sauermilchkäse (Harzer, Mainzer)	30,0	0,7	0,02
Speisequark, mager	13,5	0,3	0,02
Hühnereiklar	11,1	0,2	0,02
Kabeljau	17,0	0,3	0,02
Kuhmilch 0,3% Fett (Magermilch)	3,5	0,1	0,03
Magermilchpulver	35,0	1,0	0,03
Truthahn, Brust	24,1	1,0	0,04
Huhn, Brust	22,8	0,9	0,04
Kartoffeln (gebacken, m. Schale)	2,54	0,11	0,04
Scholle	17,1	0,8	0,05
Linsen, gekocht	7,4	0,4	0,05
Reh, Keule (Schlegel)	21,4	1,2	0,06
Erbsen, reif	22,9	1,4	0,06
Seezunge	17,5	1,4	0,08
Garnele	18,6	1,4	0,08
Bohnen (weiß, gekocht)	7,45	0,6	0,08
Bierhefe	47,9	4,2	0,08
Kalbfleisch, Schnitzel	20,7	1,8	0,09
Heilbutt	20,1	2,3	0,11
Buttermilch	3,5	0,5	0,14
Hase	21,6	3,0	0,14
Forelle	19,5	2,7	0,14
Huhn, Keule	20,6	3,1	0,15
Rinderleber	19,7	3,1	0,16
Schweinefleisch (reines Muskelfleisch)	21,2	3,3	0,16
Truthahn, Keule	20,5	3,6	0,18
Rindfleisch (reines Muskelfleisch)	21,0	4,1	0,20
Bündner Fleisch	39,0	9,5	0,24
Huhn, Brathuhn	20,6	5,6	0,27
Truthahn (Pute), Jungtier	22,4	6,8	0,30
Hüttenkäse	15,4	4,8	0,31

Lebensmittel	Eiweiß g	Fett g	g Fett/ g Eiweiß
relativ fettarm			
Limburgerkäse, Backsteinkäse (20% Fett i. Tr.)	26,4	8,6	0,33
Romadour (20% Fett i. Tr.)	23,9	9,1	0,38
Joghurt, 1,5% Fett (fettarmer Joghurt)	3,5	1,6	0,46
Kuhmilch, 1,5% Fett (fettarme Milch)	3,3	1,6	0,48
Corned beef	23,0	12,0	0,52
Edamerkäse, 30% Fett i. Tr.	26,4	16,2	0,61
Kassler Rippchen, gekocht	21,8	13,7	0,63
Hammelfleisch, Lende	18,7	13,2	0,70
Hühnerei	12,9	11,2	0,86
Bierschinken	15,5	19,2	1,24

Tab. 7 Magere Eiweißspender (Angaben je 100 g Lebensmittel, eßbarer Anteil)

Besonders empfehlenswerte und reichliche Eiweißquellen sind folglich magere Milch und Milchprodukte, mageres Fleisch wie Wild, Kalb und Geflügel (Truthahn oder Hühnchen), aber auch magerer Fisch und Soja-Käse (Tofu).

Milchprodukte, Fleisch und Fisch, aber auch Eier gehören zudem zu den vitamin- und mineralienreichsten Lebensmitteln. Darauf wird jedoch in den entsprechenden Kapiteln näher eingegangen.

Milch und Milchprodukte

Mit dem Trinken von ½ bis 1 Liter Milch wird der Bedarf aller „essentiellen" Aminosäuren und von Calcium abgedeckt. Kinder und Jugendliche können während der Wachstumsphase bedenkenlos bis zu 1 Liter pro Tag trinken, es sei denn, sie leiden an Übergewicht oder Fettstoffwechselstörungen.

Frischmilch hat einen ca. 10% höheren Vitamingehalt als H-Milch. Bis auf die individuelle Geschmacksfrage ist ansonsten die H-Milch der Frischmilch gleichwertig. Durch die Hitzebehandlung der H-Milch wird das Milcheiweiß etwas verändert. Diese Denaturierung bedeutet aber nicht eine Verminderung des Eiweißwertes. Vielmehr handelt es sich um eine Art vorweggenommener Anverdauung. Das Milcheiweiß wird dadurch sogar bekömmlicher und leichter verdaulich.

Sojaprodukte

Empfehlenswert sind nur die ganzen Bohnen, die Soja-Keimlinge und der frische Soja-Käse (Tofu). Die Sojaprodukte, die heute als „Fleischersatz" immer reichlicher angeboten werden, gelten gemeinhin als besonders „gesund". Tatsächlich können sie nicht empfohlen werden. Es handelt sich um sogenanntes strukturiertes Pflanzeneiweiß, das durch eine starke chemisch-technologische Bearbeitung der Sojabohne erzeugt wird. Es ist kein natürliches Produkt, sondern mit künstlichen Stoffen hergestellt und versetzt. Mit einer „natürlichen", „vollwertigen" Ernährung ist es nicht vereinbar.

Eier

Eier sind eine hervorragende Proteinquelle und eines der vitamin- und mineralreichsten Lebensmittel. Das Hühnerei ist das Nahrungsmittel mit der höchsten biologischen Proteinwertigkeit und ist mit ca. 10% Fettgehalt relativ fettarm. In Kombination mit Kartoffeln entsteht eine Eiweißmischung, die eine rund 50% höhere Eiweißwertigkeit besitzt als Fleisch. Der Ergänzungswert zu Weizen-, Mais- und Legominosenprotein ist ebenfalls sehr hoch. Darin liegt die eigentliche Bedeutung. Schon durch geringe Beimischung von Ei zu biologisch minderwertigeren, aber fettarmen pflanzlichen Eiweißlieferanten entsteht eine fettarme, hochwertige Nahrung.

Cholesterin und Fett sind nur im *Eigelb* enthalten. Das Eiklar ist frei davon, enthält aber reichlich Protein, Vitamine und Mineralstoffe. Das Weiße vom Gelben zu trennen und zuzubereiten kann cholesterinempfindlichen Menschen als gut praktikable Alternative empfohlen werden.

3. KAPITEL

Kohlenhydrate

Aufbau

Mit dem Begriff „Kohlenhydrate" wird eine Vielzahl organischer Verbindungen bezeichnet. Kohlenhydrate werden von Pflanzen und zum Teil auch von Mikroorganismen mit Hilfe der Energie des Sonnenlichtes aus Kohlendioxid und Wasser hergestellt. Diesen Vorgang bezeichnet man auch als „Photosynthese". Der Name Kohlenhydrat bedeutet „mit Wasser angereicherte Kohlenstoffatome" (grch. *hydros* = Wasser).

Nicht alle Kohlenhydrate sind chemisch gleich aufgebaut. Lediglich die Grundbausteine sind gleich oder ähnlich. Durch verschiedenartige Kombinationen und Verknüpfungen der Bausteine entsteht die Vielzahl unterschiedlicher Kohlenhydrate.

Grundbausteine der Kohlenhydrate sind die sogenannten Einfachzucker (Monosaccharide). Die wichtigsten Einfachzucker sind der Traubenzucker (Glucose) und der Fruchtzucker (Fructose). Chemische Verbindungen von Einfachzucker lassen sogenannte Mehrfachzucker entstehen, die je nach Anzahl der zusammengesetzten Bausteine als

- Zweifachzucker (Disaccharide)
- Mehrfachzucker (Oligosaccharide)
- Vielfachzucker bzw. komplexe Kohlenhydrate (Polysaccharide)

bezeichnet werden. Die Grafik auf S. 36 gibt Ihnen eine Übersicht über die Kohlenhydrate.

Durch die verschiedenartige Zusammensetzung unterscheiden sich die einzelnen Kohlenhydrate erheblich in ihren Eigenschaften. Während Einfach- und Mehrfachzucker tatsächlich zuckerartig süß schmecken, verliert sich diese Geschmacksrichtung mit zunehmender Bausteinzahl. Die Vielfachzucker bzw. komplexen Kohlenhydrate, wovon für die menschliche Ernährung als wichtigste die Stärke und die Zellulose zu nennen sind, schmecken

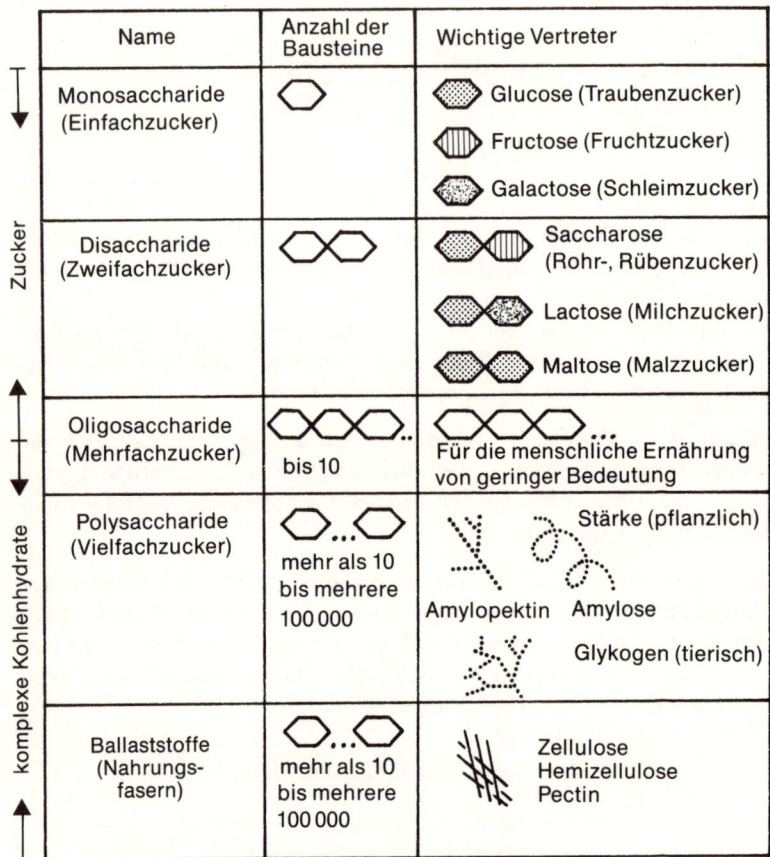

Abb. 3 Einteilung der Kohlenhydrate

nicht mehr süß. Wenn Sie jedoch ein Stück Brot lang genug kauen, werden Sie schnell merken, daß die Stärke aus zusammengesetzten Zuckern besteht. Das Verdauungsenzym im Speichel, die Amylase, spaltet die Stärke in einzelne Zucker auf und dadurch schmeckt das Brot dann süß.

Die Zellulose hingegen kann, obwohl auch sie ein Vielfachzucker ist, vom Menschen nicht gespalten werden. Ihre chemische Struktur und Verbindung ist von der menschlichen Verdauung unangreifbar. Viele Tiere können Zellulose sehr wohl verdauen und sind, wie z. B. die Kuh, sogar davon

abhängig. Eine Kuh kann aus Gras, Stroh und sogar aus Papier mit Hilfe ihres von Bakterien besiedelten Verdauungssystems alle ihre Nährstoffe aufbauen.
Für die Menschen hat Zellulose als Ballaststoff nur eine verdauungsfördernde Funktion (siehe Kapitel „Ballaststoffe").

Funktion

Im Verdauungstrakt werden Kohlenhydrate, mit Ausnahme der Zellulose, durch die Verdauungsenzyme zu den kleinsten Bausteinen – Glucose, Fructose und Galactose – abgebaut. In dieser Form können sie von der Darmwand aufgenommen werden und gelangen von dort aus ins Blut. Mit dem Blut werden sie zu den Körperzellen transportiert, wo sie entweder zur Energiegewinnung verbrannt oder zu anderen komplexeren Körperstrukturen um- und aufgebaut werden.

Die Glucose ist der wichtigste im Blut zirkulierende Zucker. Der Blutglucosegehalt (Blutzuckerspiegel) setzt sich zusammen aus dem über die Verdauung aufgenommenen Zucker und dem von der Leber aus der Speicherform abgegebenen Zucker. Glucose kann bis zu ca. 400 g im Körper gespeichert werden, wovon ⅓ in der Leber und ⅔ in der Muskulatur vorrätig sind. Die Speicherform der Glucose heißt „Glykogen".

Fast alle Organe des menschlichen Körpers können Glucose zur Energiegewinnung heranziehen. Bei Glucosemangel können die Zellen aber auch Fett und Aminosäuren dafür verwenden. Ausnahmen sind das Gehirn, die roten Blutkörperchen und das Nebennierenmark. Diese sind zur Energiegewinnung, d. h. zur Erhaltung ihrer Funktion auf Glucose angewiesen. Deshalb kann der Körper im Notfall bei ausbleibender Kohlenhydratzufuhr auch aus Körpereiweiß bzw. aus seinen Aminosäuren Glucose in einem Stoffwechselprozeß herstellen. So kann der Mensch lange Hungerstrecken ertragen, ohne daß seine Gehirnfunktion ausfällt. Oder er kann sich ohne Probleme kohlenhydratfrei bzw. -arm ernähren, wie dies die „Ätkins-Diät" oder auch die „Punkte-Diät" vorschreiben.

Kohlenhydrate werden zu Unrecht als *die* „Dickmacher" schlechthin bezeichnet. Sie enthalten nur 4,1 kcal pro Gramm, also weniger als die Hälfte des Kaloriengehaltes von Fett (9,3 kcal/g) und weniger als Alkohol (7,1 kcal/g). Kohlenhydrate in reinster Form, wie weißer Zucker, Honig oder extrahierte Stärke, sind deshalb so problematisch, weil sie außer den

Zuckerkalorien keinerlei andere Stoffe enthalten. Das sind sogenannte „leere Kohlenhydrate". Ihr Anteil in unserer heutigen Ernährung ist sicher zu hoch. Manch einer könnte sein Übergewicht vermeiden oder abbauen, wenn er mehr Vollkornprodukte und Obst essen und dafür auf Süßigkeiten, Torten oder Gebäck verzichten würde. Diese Nahrungsmittel enthalten nämlich eine Unmenge reinen Zuckers und reiner Stärke.

Den Namen „Vitamin-Räuber" führt Zucker übrigens zu Recht! Der Kohlenhydratstoffwechsel wird von Vitamin B_1 entscheidend gesteuert und es wird dabei verbraucht. Wer viel Kohlenhydrate ißt, der braucht auch viel Vitamin B_1. Der Haken dabei ist allerdings, daß in **raffinierten Kohlenhydraten**, wie z. B. Zucker, Weizenmehlprodukten, Süßigkeiten, Limonaden, Cola-Getränken (enthalten ca. 40 Stück Zucker pro Liter), kein Vitamin B_1 enthalten ist. So verbraucht der Zucker bei einer entsprechenden Ernährung das Vitamin B_1, ohne es gleichzeitig nachzuführen. Im vollen Getreidekorn und entsprechenden Vollkornprodukten sowie in Hülsenfrüchten ist dagegen reichlich Vitamin B_1 vorhanden.

Andererseits ist Zucker auch nicht *der* „Krankmacher", als der er oft verschrien wird. Auf die Dosis kommt es an! Sicherlich fördert Zucker die Kariesbildung, weil die Mundbakterien den Zucker auf den Zähnen vergären. Dabei entsteht Säure, die den Zahnschmelz angreift. Aber all die anderen Krankheiten, für die Zucker oft verantwortlich gemacht wird, wie Diabetes mellitus (Zuckerkrankheit), Herzinfarkt, Krebs, Rheuma usw., werden sicher nicht durch Zucker ausgelöst. Zuviel Zucker fördert dagegen die Bildung von Übergewicht, das dann der Auslöser für diese Krankheiten sein kann.

Für Sportler, vor allem für Spiel- und Ausdauersportler (Fußball, Tennis, Radfahren, Skilauf, Langlauf, Langstreckenlauf, Bergwandern usw.) haben Kohlenhydrate eine ganz besonders wichtige Bedeutung (Näheres siehe: *Die Ausdauer-Vollwert-Ernährung*, N. Worm und E. M. Schröder). Kohlenhydrate in Form von Glykogen in der Muskelzelle sind die wichtigste energieliefernde Substanz bei hohen Leistungen. Der Gehalt von Glykogen im Körper kann durch eine kohlenhydratreiche Ernährung auf das Dreifache gesteigert werden. Es versteht sich von selbst, daß ein Sportler, der über dieses „Mehr" an Hochleistungsenergie in seinem Muskel verfügt, bei gleichem Trainingsgrad unter hoher Beanspruchung leistungsfähiger, ausdauernder und somit erfolgreicher sein wird als andere. Die meisten Spitzensportler leben heute daher sehr „kohlenhydrat-betont".

Bedarf

Wie wir zuvor gehört haben, gibt es eigentlich keinen Bedarf an Kohlenhydraten. Sie sind nicht „essentiell", da der Körper sie notfalls selbst herstellen kann. Es existiert trotzdem eine andere Art von Bedarf. Er resultiert daher, daß die meisten kohlenhydrathaltigen Nahrungsmittel in ihrer natürlichen, ursprünglichen Form Träger weiterer wichtiger Nahrungsbestandteile, wie z. B. Vitamine, Mineralstoffe, Spurenelemente und Ballaststoffe, sind. Darin liegt ihre eigentliche Bedeutung. Deshalb sollte die tägliche Ernährung aus mindestens 55% Kohlenhydraten bestehen. Gemeint sind hier Vollkorngetreide (z. B. Weizen, Roggen, Hafer, Hirse, Reis usw.), Kartoffeln, Hülsenfrüchte, Mais, Soja, Gemüse, Obst u. a.

Überschuß

Eine Art Überdosierung (z. B. 80% Kohlenhydrate) bleibt dann ohne Folgen, wenn die gesamte Kalorienzufuhr im Tagesbedarf nicht überschritten wird. Das heißt, daß man in diesem Fall bei Fett und Eiweiß einsparen muß. Dies führt zwar zu einem geschmacklich weniger „verlockenden" Speiseplan, wurde aber in vielen Experimenten als gesundheitlich unbedenklich erkannt. Wer jedoch im Übermaß Kohlenhydrate ißt, ohne dafür bei Fett, Eiweiß und Alkohol zu sparen, der wandelt im Körper seine Kohlenhydrate in Fett um und wird auch „fett"!

Vorkommen

Die wichtigsten Kohlenhydratquellen sind Getreideprodukte, Kartoffeln, Hülsenfrüchte, Gemüse und Obst. Die folgende Tabelle nennt Ihnen Nahrungsmittel und deren Kohlenhydratgehalt.

		Tierische Nahrungsmittel	
Magerquark	2	Magermilchpulver	52
Hartkäse	3	Eiscreme (im Durchschnitt)	25
Milch (im Durchschnitt)	5	Eier	1
Joghurt	5	Fleisch	1
Kondensmilch, ungez.	10	Leber	6

Pflanzliche Nahrungsmittel			
Haferflocken	66	Kartoffeln	17
Teigwaren	72	Obst (im Durchschnitt)	11
Mehl	74	Weintrauben	16
Grieß	75	Bananen	21
Reis	79	Trockenobst	60
Cornflakes	83	Obstsäfte (im Durchschnitt)	11
Vollkornbrot	46	Süßmost (im Durchschnitt)	22
Mischbrot	52	Vollmilchschokolade	55
Brötchen	58	Marmelade	66
Zwieback	71	Pralinen	70
Knäckebrot	77	Honig	81
Gemüse (im Durchschnitt)	7	Bonbons	94
Hülsenfrüchte (Bohnen, Erbsen, Linsen)	57	Zucker	100

Tab. 8 Kohlenhydratgehalt verschiedener Nahrungsmittel in g pro 100 g Lebensmittel

Wie Sie sicherlich wissen, enthalten naturbelassene Getreideprodukte, wie z. B. Vollkornmehl, Vollkornhaferflocken oder brauner Reis, wesentlich mehr Vitamine, Mineralien und Ballaststoffe. Das liegt daran, daß beim Mahlen bzw. Polieren die wertvolle Außenschicht entfernt wird und nur der reine Mehlkörper verbleibt. Die Abbildung verdeutlicht dies:

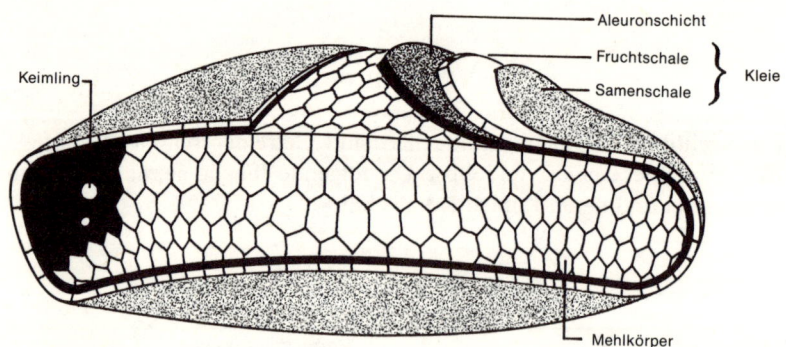

Abb. 4 Aufbau eines Weizenkorns. Keimling und Außenschicht enthalten den Großteil der wertvollen Inhaltsstoffe, die dann beim Mahlen entfernt werden.

Praktische Ernährungsempfehlungen

Die folgende Tabelle gibt zunächst einen Überblick über empfehlenswerte und nicht so empfehlenswerte Kohlenhydratträger.

Empfehlenswerte Kohlenhydratträger	Nicht empfehlenswerte Kohlenhydratträger
Obst	Zucker
Gemüse	zuckerhaltige Speisen und Getränke
Salat	reine Stärke
Vollkornprodukte (Brot, Müsli, Getreideflocken)	feine Weißmehlprodukte (Brötchen, Weißbrot, Kuchen, Nudeln)
Kartoffeln	polierter Reis
Reis, ungeschält	
Vollkornnudeln	

Tab. 9

Getreideprodukte

Als Beilagen sind in unseren Breitengraden Reis und Nudeln sehr beliebt. Aus ernährungslogischer Sicht ist dem „braunen", nicht polierten Reis und der Vollkornnudel wegen des höheren Nährstoffgehaltes der Vorzug zu geben. Bei Getreidemehlprodukten gilt das gleiche, denn in den Randschichten befinden sich wertvolle Aminosäuren, Fette, Vitamine, Mineralien und Ballaststoffe. Der Ausmahlungsgrad des Mehles gibt darüber Aufschluß. Je höher die Typenzahlen auf der Mehltüte, also je „hochausgemahlener", desto vollwertiger ist das Mehl. Ein Beispiel für Weizenmehl: Typ 405 entspricht feinem, weißem Mehl mit geringem Anteil wertvoller Kornbestandteile. Typ 1700 bezeichnet Vollkornmehl bzw. Backschrot mit allen wertvollen Bestandteilen des Weizenkorns. Die Abbildungen auf den Seiten 42 und 43 verdeutlichen den Verlust, der durch das Mahlen entsteht.

Kartoffeln

Kartoffeln sind keine „Dickmacher". Sie bestehen zum Großteil aus Wasser, nämlich zu ca. 75%. Der Kohlenhydratgehalt liegt bei nur ca. 20%. Die Eiweißwertigkeit ist hoch, obwohl der Eiweißanteil nur ca. 2% beträgt. Zudem ist die Kartoffel eine der wichtigsten Quellen für Vitamin C und Kalium (K).

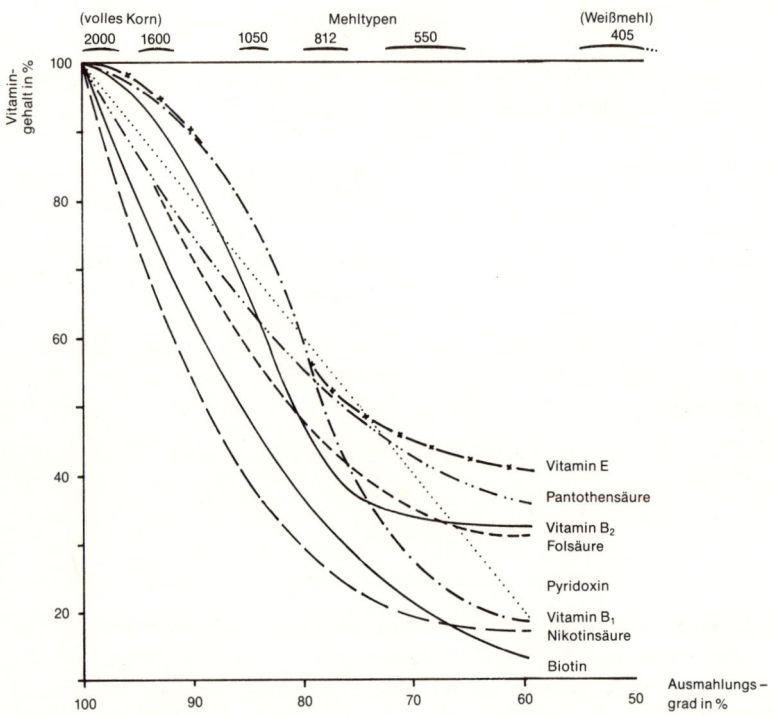

Abb. 5 Vitamingehalt von Weizenmehlen in Abhängigkeit von Ausmahlungsgrad bzw. Mehltype

Hülsenfrüchte

Hülsenfrüchte zählen mit zu den „vollständigsten" Nahrungsmitteln überhaupt. Sie enthalten neben einem hohen Anteil an Kohlenhydraten auch ca. 25% Eiweiß und einiges an Fett, daneben auch viele Vitamine, Mineralien und Ballaststoffe.

Obst und Gemüse

Sie sind weniger Kohlenhydrat- und Kalorienträger als vielmehr Vitamin- und Mineralstoffquellen. Gemüse enthält im Schnitt nur ca. 7% Kohlenhydrate, Obst ca. 11%. Im Obst sind es meist natürliche Zucker. Daher eignet sich Obst auch gut zum Süßen z. B. von Mehlspeisen und Müsli.

Ernährungsempfehlungen

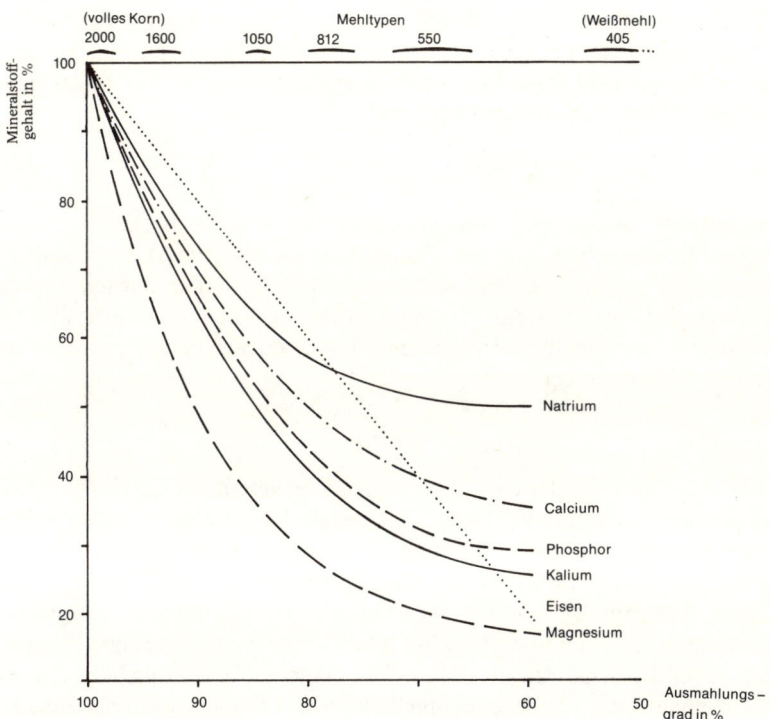

Abb. 6 Mineralstoffgehalt von Weizenmehlen in Abhängigkeit von Ausmahlungsgrad bzw. Mehltype

Wegen des hohen Vitamin- und Mineralgehalts sollten frisches Obst und Gemüse täglich und zwar zu einem großen Teil auch immer als *rohe, unbehandelte* Kost gegessen werden. Durch Schälen, Hacken, Zerkleinern, Pürieren, Dünsten, Kochen, Backen, Braten usw. werden große Mengen der Vitamine und Mineralien zerstört bzw. herausgelöst und dann z. B. mit dem Kochwasser weggeschüttet.

Milchzucker

Es gibt Menschen, die bekommen Durchfall, wenn sie Milch trinken. Ihnen fehlt ein Verdauungsenzym, die sogenannte „Lactase", die den Milchzucker aufspalten kann. Wenn Milchzucker im Darm nicht aufgespalten wird, zieht er Wasser in den Darm, und es kommt zu Durchfällen. Solche Menschen müssen und sollten keinesfalls auf Milchprodukte verzichten. Sie müssen nur auf Sauermilchprodukte zurückgreifen, die weniger Milchzucker enthalten. Zudem wird Milchzucker in Sauermilchprodukten von diesen empfindlichen Menschen besser vertragen.

Brauner Zucker

Es geht der Glaube um, brauner Zucker sei wesentlich „gesünder" als weißer. Tatsächlich ist nur der „Rohzucker" nicht raffiniert und nicht gebleicht. Der „braune Zucker" ist nichts weiter als weißer Zucker, der mit Melasse, dem braunen Saft der Zuckerrübe, gefärbt wurde. Der winzige Mehrgehalt an Mineralien spielt keine Rolle. Zucker bleibt Zucker – ein „leerer" Kalorienträger.

Honig

Viele schwören auf Honig, da er angeblich wesentlich „gesünder" und gehaltvoller als Zucker ist. Tatsächlich besteht Honig auch nur aus Zucker, hauptsächlich aus einer Verbindung von Traubenzucker und Fruchtzucker (wie der normale Rohrzucker), einigen wenigen anderen Zuckern und Wasser. Weiterhin sind noch Spuren von Mineralien enthalten, hauptsächlich Kalium, Calcium und Phosphor. Die Mengen sind allerdings so gering, daß sie für die Ernährung des Menschen keinerlei Bedeutung haben. Jeder Biß in einen Apfel oder jeder Schluck Milch enthält mehr wertvolle Inhaltsstoffe als der berühmte Löffel Honig.

Baguette

Wer kennt es nicht, das französische Stangenweißbrot – außen knackig, innen aromatisch zart. Bei uns erlangt es immer größere Beliebtheit und südeuropäische Länder wie Italien, Griechenland, Spanien usw. kennen praktisch nur Weißbrot.
Vielleicht werden Sie jetzt denken, den Südländern mit ihrem Weißbrot geht es doch blendend und sie haben keine Mangelerscheinungen. Warum empfiehlt man uns ständig, Vollkornbrot zu essen? ...Ich bitte Sie, die übrige Ernährung in diesen Ländern zu bedenken: jeden Tag Salat, jeden Tag frisches Obst, viel Gemüse und Hülsenfrüchte; viel Fisch, wenig fettes Fleisch usw. Wer regelmäßig so ißt, erhält so reichlich Vitamine, Mineralien und Ballaststoffe, daß er getrost auch sein Baguette genießen kann.

4. KAPITEL

Fett

Aufbau

Unter dem Begriff „Fett" wird eine Vielzahl von recht unterschiedlichen Substanzen zusammengefaßt. Die chemische Grundstruktur jedoch ist allen gleich: an jeweils ein Teil Glycerin werden drei Fettsäuren angehängt.

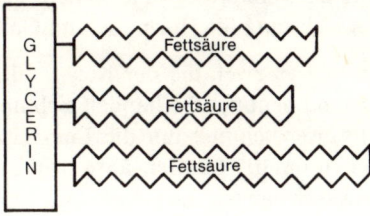

Abb. 7 Verbindung des Glycerins mit drei Fettsäure-Molekülen

Durch die Unterschiedlichkeit der Fettsäureketten, mit denen das Glycerin verbunden ist, entstehen unterschiedliche Fette (Butter, Öl, Speck, Talg, Schmalz etc.). Es gibt kurze und lange Fettsäuren, „gesättigte" und „ungesättigte". Die Art der Fettsäure entscheidet darüber, ob ein Fett flüssig oder fest, hart oder weich ist. Feste Fette (Speck, Talg) enthalten vorwiegend langkettige, gesättigte Fettsäuren, flüssige Fette (Öle) überwiegend kurzkettige, ungesättigte Fettsäuren.

Funktion

Fette haben im Körper viele nützliche Aufgaben. Deshalb kann der Körper Fett selbst herstellen. Auch wenn wir uns theoretisch vollkommen fettfrei ernähren könnten, würde der Körper aus Eiweiß und Kohlenhydraten genügend Fett „produzieren", damit es seine Aufgaben erfüllen kann. Als Organfett hüllt es das Herz, die Nieren und das Nervensystem ein und bietet so einen mechanischen Schutz. Das Unterhautfettgewebe schützt als Polster sowohl vor mechanischen Beanspruchungen, als auch durch Isolierung vor Wärme und Kälte. Das Depotfett ist der größte Energiespeicher im Körper. 1 kg Körperfett enthält fast 7000 kcal Energie. Auch magerste Menschen besitzen mindestens 7 kg Fett. Die meisten von uns haben etliche Kilo zuviel...

$$1\,\text{g Fett} = 9{,}3\,\text{kcal}$$

Fette sind Träger der fettlöslichen Vitamine A, D, E und K. Entzieht man den Nahrungsmitteln das Fett vollständig, enthalten sie keine Vitamine A, D, E und K mehr. Die sind im Fett verblieben. (Bedenken Sie: fettarme Milch ist vitaminärmer als Vollmilch!) Eine weitere Funktion der Fette ist ihre Rolle als Ausgangssubstanz für Hormone und Gallensäuren.

Unter den Fettsäuren gibt es zwei, die der Körper nicht selbst herstellen kann, die er aber dringend benötigt. Es handelt sich um sogenannte mehrfach ungesättigte Fettsäuren, einmal um die **Linolsäure** bzw. deren Abkömmlinge, zum zweiten um die **Linolensäure** bzw. deren Abkömmlinge. Sie werden als Ausgangssubstanzen für die Zellmembranen, für Zellorgane und vor allem auch zur Herstellung von bestimmten Gewebshormonen (Prostaglandine) benötigt und sind an Mechanismen zur Blutgerinnung beteiligt. Mehrfach ungesättigte Fettsäuren sind also „essentiell" und müssen deshalb mit der Nahrung zugeführt werden. Ein Mangel führt zu schweren Krankheiten, wobei der Linolsäuremangel heute wesentlich besser erforscht ist als die Unterversorgung mit Linolensäureabkömmlingen, ein Forschungsgebiet, das zur Zeit hochaktuell ist.

Bedarf

Es gibt keinen eigentlichen Fettbedarf, da Fett ja vom Körper selbst hergestellt werden kann. Dafür gibt es einen Bedarf an essentiellen Fettsäuren. Der Linolsäurebedarf liegt bei ca. 3–4 g am Tag. (Die exakte Menge ist noch nicht erforscht.) Er wird mit unserer gemischten Ernährung bequem gedeckt, da Linolsäure in praktisch allen Nahrungsmitteln, auch in Fleisch, Fisch und Milch, enthalten ist. Wir führen in der Bundesrepublik im Schnitt ohne Anrechnung der Reinfette (Öl, Margarine, Butter) ca. 6,5 g am Tag zu. Mit den Reinfetten eingerechnet sind es ca. 12 g. Der Bedarf wird also um das Vielfache überschritten. Welche körperlichen Auswirkungen diese hohe Dosierung hat, ist noch nicht bekannt. Bekannt ist dagegen inzwischen, daß die Linolsäure im Stoffwechsel einen wichtigen Gegenspieler benötigt, ohne den sich negative Folgeerscheinungen, d. h. Krankheiten, einstellen würden. Dies sind die bereits erwähnten Linolensäureabkömmlinge. Zwar kennen wir keinen genauen Bedarf; da die Linolensäureabkömmlinge aber fast nur im Fisch enthalten sind, können wir davon ausgehen, daß viele von uns zuwenig davon bekommen. Fisch spielt ja in unseren Ernährungsgewohnheiten nur mehr eine untergeordnete Rolle.

Überschuß

Was eine übermäßige Fettzufuhr an Folgen nach sich zieht, ist nicht genau bekannt. Man sollte meinen, daß Fett, da es mit 9,3 kcal/g den weitaus höchsten Energiegehalt aller Nährstoffe hat, fett macht. Physiologisch ist das aber nicht zutreffend, denn allein auf die Dosis kommt es an. Es gibt viele Völker und auch bei uns viele Menschen, die sehr fettreich essen und trotzdem schlank bleiben oder sogar abnehmen. Des Rätsels Lösung liegt in dem ungeheuer großen Sättigungseffekt, der durch Fett erreicht wird. Je fettreicher der Speisebrei ist, desto länger verweilt er im Magen. Das Hungergefühl läßt länger auf sich warten. Mit der eiweiß- und fettreichen „Ätkins"- oder „Punkte-Diät" z. B. läßt sich aus diesem Grund gut abnehmen, obwohl diese Art der Ernährung auf Dauer Probleme der Vitamin-, Mineral- und Ballaststoffversorgung mit sich bringen wird und deshalb nicht langfristig durchgeführt werden sollte.

Fettreiche Nahrung kann bei einigen Menschen mit mangelnder Verdauungsfähigkeit zu Durchfällen führen. Menschen mit Fettstoffwechselstörungen können Fette, vor allem gesättigte Fette, nicht normal verstoffwechseln, so daß sich Fette im Blut anhäufen und in Geweben und Organen abgelagert werden. Dies kann u. a. zu „Gefäßverkalkung", Herzinfarkt oder Hirnschlag führen.

Diskutiert wird auch ein Zusammenhang zwischen hohem Fettverzehr und Brustkrebs bei der Frau bzw. Prostatakrebs beim Mann. Ob dies tatsächlich ursächlich zusammenhängt, ist fraglich und muß bis jetzt als reine Vermutung eingeschätzt werden.

Vorkommen

Nach ihrem Ursprung unterteilt man Fette in tierische und pflanzliche Fette. Da jede Zelle eines Lebewesens in ihre Strukturen Fett eingebaut hat, enthält jedes Nahrungsmittel Fett, auch wenn z. B. in Obst und Gemüse nur Spuren davon zu finden sind.

Tierisches Fett ist enthalten in:

- Fleisch und Geflügel
- Fleischwaren (z. B. Wurst, Speck, Schinken)
- Fisch und Fischwaren (z. B. Lebertran)
- Milch und Milchprodukten
- Butter
- Eiern

Pflanzliches Fett ist enthalten in:

- Ölfrüchten (z. B. Oliven, Avocados, Kokos)
- Getreidekörnern und Keimen (z. B. Mais, Weizen, Sonnenblumen, Raps)
- Ölen
- Pflanzenmargarine
- Sojabohnen
- Nüssen

Der Fettgehalt dieser Nahrungsmittel ist ganz unterschiedlich. Die folgende Tabelle gibt Ihnen den Fettgehalt einiger Nahrungsmittel an. Tierisches Fett enthält gewisse Mengen an Cholesterin als Begleitstoff (pflanzliche Fette enthalten entsprechende andere cholesterinähnliche Substanzen), denn

Cholesterin ist eine lebenswichtige Substanz und Baustein jeder Körperzelle. Der tierische und der menschliche Organismus können deshalb Cholesterin in der benötigten Menge selbst herstellen.

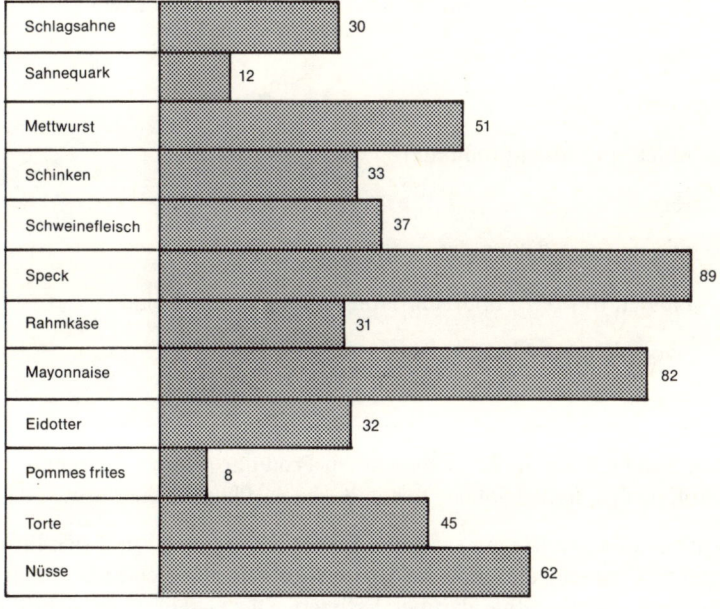

Tab. 10 Fettgehalt einiger Nahrungsmittel in %

Eine weitere Möglichkeit der Unterscheidung, die für die Praxis sehr bedeutend ist, betrifft die Einteilung in sichtbares und verstecktes Fett.

Erscheinungsformen sichtbaren Fettes sind:

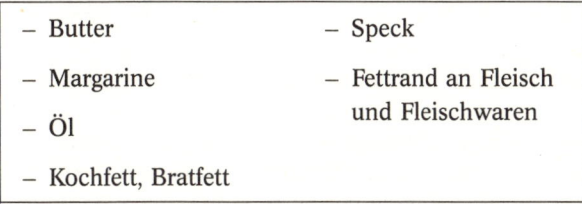

Versteckte Fette sind enthalten in:

- Fleisch (auch magerstes Fleisch enthält immer noch 2% Fett)
- Fleischwaren (Wurst mit bis zu 70% Fett, Schinken usw.)
- Fisch
- Eiern
- Milch und Milchprodukten
- Käse
- Mayonnaise, Salatdressing, Ketchup
- Nüssen (bis 62%) und Nuß-Nougatcremes, Schokolade
- Avocados (bis 24%)
- Samen

Dazu kommen alle in Fett zubereiteten Produkte wie z. B. Pommes frites, Kartoffelchips, ferner Soßen, Torten, Gebäck, Pfannkuchen usw.

Sichtbares Fett kann man auf den ersten Blick erkennen und sich für oder gegen den Verzehr entscheiden. Verstecktes Fett läßt sich nicht erkennen. Man muß die Kenntnis darüber besitzen. Die Gefahr einer überhöhten Aufnahme ist deshalb groß.

In unserer Nahrung sind die Hauptfettlieferanten Fleisch und Fleischwaren, gefolgt von Streich-, Salat- und Kochfetten. Nachdem heute allgemein zuviel Fett gegessen wird, bedeutet das, vermehrt mageres Fleisch und Fleischwaren auszusuchen und fettarme Garmethoden einzuhalten.

Seit neuerer Zeit weiß man von der großen Bedeutung der Fischfette. Wie bereits erwähnt, enthalten sie eine bestimmte Fettsäure, genannt EPA (Eicosapentaensäure), einen Abkömmling der Linolensäurefamilie. Sie haben eine Menge günstiger Effekte. Sie senken z. B. den Blutdruck und den Blutcholesterinspiegel, erweitern die Blutgefäße, verbessern die Blutflüssigkeit und vermeiden die Zusammenballung, also die Gerinnselbildung von Blutplättchen. Insgesamt wirken sie vorbeugend gegen Herz- und Kreislaufkrankheiten. Die EPA kommt vor allem in Makrelen, Sardinen, Heringen und Lachs vor. Zur Zeit werden auch Kapseln mit Fischölen als Präparate angeboten. Ob diese Präparate die gleiche Wirkung besitzen wie das frische Fischfett, ist nicht bekannt. Auch ein altes Hausmittel, der Lebertran, kommt wieder ins Gespräch. Er wird aus Fischleber hergestellt und enthält entsprechende Fischöle. Aber Vorsicht! Lebertran enthält hohe Dosen an Vitamin A und D, die in Überdosis genommen giftig wirken.

Praktische Ernährungsempfehlungen

Der Energiegehalt von Fett ist, wie mehrfach erwähnt, mit 9,3 kcal pro Gramm sehr hoch. In westlichen Industrieländern werden im Schnitt ca. 1200 kcal täglich allein über Fett aufgenommen. Das entspricht fast der Hälfte der wünschenswerten Tagesgesamtzufuhr eines durchschnittlichen, körperlich wenig aktiven Menschen! Zusätzlich wird noch reichlich Zucker und Alkohol konsumiert, so daß die große Anzahl an übergewichtigen Menschen in unserem Breitengrad nicht verwundert. Um beim Thema „Fett" zu bleiben, kann die Konsequenz nur lauten: Fettarme Nahrungsmittel müssen bewußt bevorzugt werden! Natürlich kann und soll nicht ganz auf Fett verzichtet werden. Abgesehen davon, daß ein fettfreies Essen nicht schmeckt – denn das Fett ist der Träger vieler Duft-, Aroma- und Geschmacksstoffe.

Fleisch und Fleischwaren

Bevorzugen Sie magere Fleischarten bzw. Fleischstücke. Hähnchen, Truthahn, Wild und Kalbfleisch sind meist magerer als Schweine- und Rindfleisch. Schneiden Sie den sichtbaren Fettanteil vor oder nach dem Zubereiten weg. Grillen, Kochen und Dünsten im eigenen Saft (Römertopf) liefern Gerichte, die wesentlich fettärmer sind als alles, was in der Pfanne gebraten oder fritiert wird.

Bei Fleisch- bzw. Wurstwaren sollten Sie sich unbedingt nach dem Fettgehalt erkundigen. Beim Schinken kann der Fettrand ebenfalls entfernt werden. Aber wer sieht schon einer Mett- oder Leberwurst an, daß sie bis zu 70% Fett enthält? Manch einer streicht noch Butter unter solch eine „Fettbombe". Bevorzugen Sie fettarme Würste. Inzwischen gibt es überall eine reiche Auswahl an gut schmeckenden Geflügelwurst-Sorten, die meist fettärmer sind.

Garmethoden

Informieren Sie sich über fettarme Garmethoden. Altbekannte Methoden sind das Grillen, das Dünsten, das Kochen im Wasser, das Garen im eigenen Saft (Silberfolie, Römertopf). In neuerer Zeit sind Kochtöpfe auf den Markt gekommen, die es erlauben, auf der Herdplatte Gerichte ohne Fett zuzubereiten. Auch der Mikrowellenherd ist eine durchaus empfehlenswerte Methode. Geben Sie beim Garen des Gemüses das Fett soweit wie möglich erst nach der Fertigstellung hinzu, nicht vorher. Lassen Sie Suppen und Soßen, wenn sie offensichtlich viel ausgekochtes Fett enthalten, erkalten und heben Sie das erstarrte Fett ab.

Salate

Verwenden Sie Salatöl sparsam. Eine hervorragende Basis für Salatdressing ist Joghurt. Es ist fettarm und schmeckt, entsprechend gewürzt, gut und erfrischend. Ganz auf Fett sollten Sie im Salat nicht verzichten. Die fettlöslichen Vitamine A, D, E und K werden nur in Gegenwart von Fett von der Darmwand gut aufgenommen. Deshalb immer wenigstens ein paar Tropfen Öl hinzufügen. Im Obstsalat bietet sich ein Schuß Schlagrahm an. Meiden Sie industriell gefertigte Salatdressings und Mayonnaise. Verwenden Sie nur garantiert nicht raffinierte, kaltgeschlagene Öle.

Milch und Milchprodukte

Diese Nahrungsmittel zählen zu den wertvollsten, über die wir verfügen. Sie liefern hochqualitatives Eiweiß, das natürlichste und leicht verdaulichste Fett und reichlich Vitamine und Mineralstoffe. Milch und ihre Produkte sind die wichtigste Calciumquelle unserer Nahrung! Bei Neigung zu Übergewicht sollten Sie fettarme Milchprodukte bevorzugen.

Bei Käse sollten Sie den Fettgehalt beachten, der normalerweise als % in der Trockenmasse (i. Tr.) angegeben wird. Trockenmasse bedeutet, daß das Gewichtsverhältnis Fettmasse zu Restmasse ohne den Wassergehalt gemessen wird. Natürlich enthält jeder Käse auch Wasser. Frischkäse enthält viel Wasser, Hartkäse wenig. 50% Fettgehalt (i. Tr.) in 100 g weichem Käse sind deshalb wesentlich weniger als 50% (i. Tr.) Fettgehalt in einem Hartkäse. Bevorzugen Sie deshalb Frischkäse wie Quark, Hüttenkäse usw.

Versteckte Fette

Informieren Sie sich bei fertig verarbeiteten Lebensmitteln anhand der Verpackung über den Fettgehalt. Legen Sie sich eine einfache Kalorien- und Nährwerttabelle zu. Dort ist der Fettgehalt der meisten üblichen Nahrungsmittel angegeben. Inspizieren Sie Ihre persönlichen Lieblingsspeisen und reduzieren Sie fettreiche Kalorienbomben, deren Fett versteckt ist. Daß Pommes frites, Kartoffelchips und ähnliche Snacks, Nüsse, Mandeln usw., aber natürlich auch Schokolade, Nougatcreme, Pralinen, Gebäck und Torten viel Fett enthalten, sollte sich inzwischen überall herumgesprochen haben. Deshalb sollte man sie, wenn überhaupt, nur sehr selten essen.

Essentielle Fettsäuren

Decken Sie Ihren Bedarf an essentiellen, mehrfach ungesättigten Fettsäuren durch eine frische vollwertige Kost. Der Linolsäurebedarf von 3–4 g am Tag bzw. die mit einer gewissen Sicherheitsspanne empfohlenen 6–8 g am Tag lassen sich problemlos über eine normale frische Mischkost abdecken. Linolsäure ist reichlich in Getreidekeimen und Samen enthalten. Verwenden Sie deshalb Vollkornprodukte. Ein Vollkornmüsli, das mit Weizenkeimen, geschroteten Leinsamen- und Sonnenblumenkernen angereichert ist, sollte zu Ihrem festen Menüplan gehören. Aber auch in Milch, Fleisch, Gemüse und Hülsenfrüchten ist Linolsäure enthalten.

Wenn Sie gesund sind, d. h. nicht an einer Fettstoffwechselkrankheit oder an einem erhöhten Blutcholesterinspiegel leiden, und solch eine vollwertige, frische Mischkost essen, sind linolsäurereiche Öle (Distel-, Sonnenblumen-, Soja-, Weizenkeimöl usw.) und linolsäurehaltige Diätmargarinen für Sie ohne Nutzen. Sie werden dadurch nicht „gesünder", möglicherweise könnte Ihnen eine übermäßige Zufuhr sogar schaden. Über gesundheitsschädliche Nebenwirkungen (Gallenstein, Entzündungsneigung, Darmleiden, Krebs) wird neuerdings in der medizinischen Literatur berichtet.

Essen Sie regelmäßig frischen Fisch (Makrelen, Lachs, Hering), auch 2–3mal pro Woche kann nicht schaden. Dadurch erhalten Sie hochwertiges, relativ fettarmes Eiweiß und eine weitere wichtige mehrfach ungesättigte Fettsäure, die EPA (Eicosapentaensäure). Bevorzugen Sie auch hier die frische und natürliche Form gegenüber industriell hergestellten Fischölpräparaten.

Achten Sie besonders dann, wenn in Ihrer Ernährung reichlich ungesättigte Fettsäuren enthalten sind, auf eine hohe Vitamin-E-Zufuhr. Ungesättigte Fettsäuren sind sehr empfindlich gegenüber Sauerstoff, der sie leicht zerstört. Solche Öle werden deshalb leicht ranzig. Den natürlichen Schutz vor dieser Sauerstoffzerstörung (Oxidation) stellt das Vitamin E dar. Es wirkt als Antioxidans, verhindert also den Sauerstoffangriff.

Die folgende Tabelle liefert Ihnen einen Überblick über den Linolsäuregehalt einiger wichtiger Nahrungsmittel.

Milch (3,5% Fett)	0,09 g	Roggen (ganzes Korn)	0,75 g
Schlagrahm (30% Fett)	0,81 g	Weizen (ganzes Korn)	1,10 g
Camembert (60% i. Tr.)	0,63 g	Weizenkeime	5,13 g
Edamer (45% i. Tr.)	0,44 g	Weizenkleie	2,20 g
Emmentaler (45% i. Tr.)	0,65 g	Grahambrot (Weizenschrot)	0,42 g
Hühnerei	1,35 g	Eiernudeln	0,83 g
Butter	1,80 g	Kartoffeln	0,03 g
Schweineschmalz	8,60 g	Karotten	0,10 g
Maiskeimöl	50,00 g	Blumenkohl	0,03 g
Olivenöl	8,00 g	Grünkohl	0,13 g
Sonnenblumenöl	60,00 g	Rosenkohl	0,03 g
Pflanzenmargarine	23,00 g	Rotkohl	0,04 g
Kalbfleisch (ganze Hälfte)	0,06 g	Erbsen (getrocknet)	0,63 g
Rindfleisch (ganze Hälfte)	0,08 g	Sesam (Samen, getr.)	18,70 g
Rindfleisch (mager)	0,07 g	Sojabohne (Samen, getr.)	9,80 g
Schweinefleisch (g. Hälfte)	2,42 g	Sojamehl (vollfett)	10,70 g
Schweinekotelett	2,55 g	Sonnenblumenkerne	27,87 g
Brathuhn	1,16 g	Champignon	0,15 g
Truthahn	4,19 g	Erdnuß	13,90 g
Hafer (Vollkornflocken)	2,60 g	Cashew-Nuß	6,70 g
Mais (ganzes Korn)	1,63 g	Haselnuß	6,30 g
Reis (unpoliert)	0,78 g	Mandel	9,86 g
Reis (poliert)	0,22 g	Walnuß	34,10 g

Tab. 11 Linolsäuregehalt in 100 g verzehrbarem Anteil (ungekocht)

Butter

Das Fett der Milch, die Butter, ist das vielleicht am längsten bekannte und natürlichste Fett. Es ist weitaus am leichtesten verdaulich. Selbst Neugeborene können es schon verdauen, obwohl ihr Verdauungstrakt noch gar nicht richtig ausgebildet ist! Die Herstellung von Butter ist äußerst einfach und deshalb bis heute sehr natürlich.

Butter enthält ca. 33% von der einfach ungesättigten Fettsäure mit dem Namen „Ölsäure", die sonst vor allem in Olivenöl reichlich vorhanden ist. Der besondere Wert dieser Fettsäure wurde in neuester Zeit erst erkannt (siehe Olivenöl, S. 59). Daneben enthält Milchfett ca. 2–3% Linolsäure und ca. 14% sogenannter kurzkettiger Fettsäuren. Der Rest sind mittel- und langkettige Fettsäuren und ca. 240 mg Cholesterin auf 100 g Butter.

Butter wird von den Medien und von Interessengruppen immer wieder angegriffen, weil sie angeblich den Blutcholesterinspiegel belastet, d. h. erhöht. Vergessen wird dabei allerdings immer, daß dies nur auf Menschen mit einem gestörten Fettstoffwechsel zutrifft. Für Gesunde gilt diese Feststellung nicht. Wenn Sie schon immer Butter gegessen haben und nicht unter einem erhöhten Blutcholesterin (d. h. einem höheren Wert als 240 mg/dl) leiden, dann gibt es wohl keinen Grund, auf Butter zu verzichten. Zudem haben sowohl die 33% Ölsäure, die 2–3% Linolsäure und die 14% kurzkettige Fettsäuren, insgesamt also ca. 50% des Butterfettes, überhaupt keinen Einfluß auf den Cholesterinspiegel – auch nicht bei Stoffwechselkranken.

Stellt Ihr Arzt jedoch einen krankhaft erhöhten Cholesterinspiegel fest, sollten Sie einige Maßnahmen ergreifen. Als erstes sollten Sie vorhandenes Übergewicht abbauen. Damit allein regulieren sich in vielen Fällen krankhafte Werte. Falls das nicht entsprechend hilft, so sollten Sie Fett generell einschränken, insbesondere aber versteckte Fette und tierisches Fett im allgemeinen. Statt dessen sollten Sie natürliches pflanzliches Fett in Maßen verwenden, wobei dem Olivenöl nach neuesten Erkenntnissen der Vorzug gegenüber allen anderen Ölen (z. B. Sonnenblumen-, Distel-, Weizenkeimöl usw.) zu geben ist. Näheres hierzu lesen Sie im folgenden Abschnitt „Cholesterin".

Zum Braten eignet sich übrigens sehr gut das Butterschmalz. Das können Sie sogar leicht selbst herstellen, indem Sie Butter vorsichtig erhitzen und aufschäumen lassen und mit einem Löffel oder Filterpapier den Schaum, der aus Milcheiweiß und Milchzucker besteht, abschöpfen. Der Buttergeschmack bleibt im Schmalz erhalten, aber es wird beim Erhitzen nicht mehr braun.

Cholesterin

Cholesterin ist eine fettähnliche, weiße Substanz, die einen wesentlichen Bestandteil jeder Körperzelle darstellt. Cholesterin ist also lebensnotwendig und kann vom Körper deshalb in der notwendigen Menge selbst hergestellt werden. Es ist ein elementarer Baustein für die Zellwände und ist Ausgangssubstanz für die Bildung von Gallensäuren, Steroidhormonen (z. B. Cortison), Sexualhormonen und Vitamin D. Mit tierischen Nahrungsmitteln wird Cholesterin zusätzlich zugeführt. Der gesunde Mensch verfügt deshalb über einen sogenannten Rückkopplungsmechanismus. Ißt er viel Cholesterin, so wird er seine Eigenproduktion drosseln. Ißt er wenig Cholesterin, muß er seine Eigenproduktion ankurbeln. Die Eigenproduktion liegt bei 1000–1500 mg (1,0–1,5 g) am Tag. Mit der Nahrung führt er durchschnittlich 300–700 mg zu, wovon in Abhängigkeit von der Cholesterinzufuhr 10–60% im Darm resorbiert werden, d. h. je höher die Zufuhr, desto niedriger die Resorptionsrate. Daraus ist ersichtlich, wie unwesentlich nur das Nahrungscholesterin Einfluß auf das Blutcholesterin nimmt.

Das mit der Nahrung aufgenommene Fett sowie das Cholesterin werden nach der Resorption im Darm mit dem Blut zu den Körperzellen transportiert. Dabei schwimmen diese Substanzen jedoch nicht im Blut wie „Fettaugen auf der Suppe". Vielmehr werden sie an Transportvehikel gebunden. Diese nennen sich Lipoproteine. Wir kennen 4 verschiedene Klassen von Lipoproteinen. Wenn der Arzt Ihren Cholesterinspiegel prüft, dann wird die Gesamtmenge des von allen 4 Lipoproteinen gebundenen Cholesterins gemessen.

Zwei Lipoproteinklassen kommt eine besondere Bedeutung zu. Das eine sind die Lipoproteine hoher Dichte (medizinisch mit HDL bezeichnet) und das andere die Klasse mit niedriger Dichte (abgekürzt LDL). LDL transportiert Cholesterin in die Zellen hinein, HDL aus der Zelle heraus und in die Leber zurück, wo es im Stoffwechsel ab- oder umgebaut wird. Wegen dieser Eigenschaft kann LDL das Cholesterin auch in Zellen der Innenwand von Blutgefäßen ablagern. Dies geschieht aber nur an Stellen, die vorher geschädigt wurden, z. B. durch mechanische Beanspruchung bei Bluthochdruck, durch Kohlenmonoxid (Rauchen) oder durch Viren u. a. Durch solche Ablagerungen entsteht die Arteriosklerose, die im Ernstfall den Durchfluß für das Blut in den Arterien so einschränkt, daß die Blutversorgung in den dahinterliegenden Gewebegebieten nicht mehr gewährleistet ist. Dadurch kommt es zu lokalem Sauerstoffmangel und zu solchen Folgen wie Gehirnschlag, Herzinfarkt und „Raucherbein".

HDL kann das abgelagerte Cholesterin wieder aus der Zelle abtransportieren. HDL-Cholesterin gilt deshalb als „gutes" Cholesterin, LDL-Cholesterin als „böses" Cholesterin. Das eine schützt vor Herzinfarkt, das andere fördert ihn. Daher gelten Menschen mit erhöhten Gesamtcholesterinwerten bei gleichzeitig erhöhten LDL-Cholesterinwerten als herzinfarktgefährdet.

In den 50er Jahren entdeckte man in der Medizinforschung, daß durch den Konsum von mehrfach ungesättigten Fettsäuren, insbesondere der Linolsäure, der Cholesterinspiegel gesenkt werden kann. Auf welcher Wirkungsweise dies beruht, wußte man nicht, nahm aber an, es sei auf eine eigene biologische Aktivität zurückzuführen. Der Ruf nach „Diätfetten" mit einem hohen Anteil von Linolsäure fand seinen Anfang. Es wurde propagiert, daß diese Fette vor Herzinfarkt schützen. Zahlreiche entsprechende, groß angelegte medizinische Untersuchungen konnten das weltweit bis heute aber noch nicht belegen. Zwar gelang bei den Versuchsteilnehmern meist eine Senkung des Cholesterinspiegels (auf Dauer höchstens 5–7%), aber praktisch konnte in keiner Studie eindeutig gezeigt werden, daß der tödliche Herzinfarkt dadurch zurückgedrängt wurde. Dafür traten jedoch in verstärktem Maße andere Krankheiten als Todesursache auf. Insgesamt konnte also nie ein echter gesundheitsfördernder Effekt nachgewiesen werden.

Der heutige Stand der wissenschaftlichen Kenntnis ist, daß nur Menschen mit erhöhten (mehr als 240 mg/dl) und vor allem mit stark erhöhten (mehr als 260 mg/dl) Blutcholesterinwerten sich bemühen sollten, ihren Cholesterinspiegel zu senken, um so das Risiko eines Herzinfarkts zu vermindern. Eines der Mittel, das zu diesem Zweck geeignet erscheint, ist die Reduzierung des Nahrungsfettes insgesamt und der vermehrte Verzehr von ungesättigten Fettsäuren aus Pflanzen in natürlicher Form und Fisch bei gleichzeitiger Einschränkung gesättigter tierischer Fette. Für Menschen mit normalem Cholesterinspiegel, d.h. bis 240 mg/dl, hat dieser Fettaustausch keine Bedeutung, weil kein positiver Effekt oder gesundheitlicher Nutzen zu erwarten ist.

Margarine

Margarine wurde als Butterersatz erfunden. Das hatte einen ökonomischen Grund: die Herstellung war billiger.
Deshalb hatte die Margarine in Notzeiten immer Hochkonjunktur. Ausgangsstoffe der Margarineherstellung sind sowohl tierische Fette als auch Pflanzenfett (aus sogenannten Ölsaaten wie Mais, Raps, Baumwollsaat, Sonnenblumen, Erdnüssen usw.). Heute spielt die Sojabohne auf dem entsprechenden Weltmarkt die wichtigste Rolle. Zur Margarineherstellung werden die Saaten zuerst zerkleinert und zum Teil gepreßt. Um den Ertrag möglichst hoch zu halten, werden chemische Lösungsmittel beigesetzt, die das Fett aus der Frucht gänzlich herauslösen. Anschließend wird das Lösungsmittel unter extrem hohen Temperaturen verdampft. Zurück bleibt

eine dunkle, nicht sehr anschauliche und wohlriechende Masse. Bis das Ganze zu einem duftenden, weißen Streichfett wird, ist es ein langer Weg: Das „Rohöl" wird raffiniert, gebleicht, desodoriert und mit künstlichen Geschmacks- und Aromastoffen versetzt. Außerdem wird es mittels Nikkel und Wasserstoff künstlich gehärtet. Dem Ganzen werden schließlich sogenannte Emulgatoren und Konservierungsstoffe zugesetzt: Da die natürlichen Vitamine zum Großteil während des Herstellungsprozesses zerstört werden, muß man sie durch künstliche ersetzen. Ohne Vitamin E würde die Margarine im Tiegel schnell ranzig werden. Leider unterscheidet sich das künstlich zugesetzte Vitamin E vom vorher natürlich vorhandenen entscheidend: Es besitzt für den Menschen eine geringere biologische Aktivität.

Je preisgünstiger die Margarine ist, desto minderwertiger sind Ausgangs- und Inhaltsstoffe. Zum Teil wird auch Rinder-, Schweine- und Fischfett mitverwendet. Die in Margarinen enthaltene und gepriesene Linolsäure wird beim Herstellungsprozeß zu einem großen Teil von ihrer natürlichen chemischen Form, der sogenannten „cis-Form", in die unnatürliche „trans-Form" umgewandelt. Von den „trans-Fettsäuren" weiß man aus Tierexperimenten, daß sie eine Reihe von ungünstigen bis krankmachenden Wirkungen besitzen.

Der geschilderte Herstellungsprozeß trifft im Prinzip auf alle handelsüblichen Margarinen zu, auch auf die bekannten Marktführer und sogenannten „Diätmargarinen". Ausgenommen hiervon sind einige, natürlicherweise teurere, Reformhaus-Margarinen. Sie werden wesentlich schonender hergestellt und sind deshalb als weitaus wertvoller einzustufen.

Inzwischen ist auch erforscht, warum Linolsäure bzw. Margarinen und entsprechende Öle den Blutcholesterinspiegel um einige Prozente senken können: Sie wirken auf die den Blutcholesterinspiegel bestimmenden Zellen so, als hätte man überhaupt kein Fett gegessen – wer generell fettarm ißt, senkt ebenso seinen Cholesterinspiegel.

Zudem hat man festgestellt, daß Linolsäure sowohl das „böse" LDL-Cholesterin senkt, aber auch das „gute" HDL-Cholesterin. So ändert sich an dem entscheidenden Verhältnis zwischen den beiden praktisch nichts. Dieser wenig günstige Effekt tritt bei der Ölsäure, einer Fettsäure, die vor allem im Olivenöl enthalten ist, nicht auf.

Margarine enthält übrigens ebensoviel Fett und Kalorien wie die Butter!

Olivenöl

Olivenöl ist das klassische Öl des Altertums und auch heute noch das dominierende Fett in allen Mittelmeerländern. Es wird dort reichlich verwendet und die Ernährung dieser Länder ist mit über 40% Fettkalorienanteil nicht gerade als fettarm zu bezeichnen. Trotzdem leiden in diesen Ländern weniger Menschen an krankhaft erhöhtem Cholesterinspiegel und Herzinfarkten als in nördlicheren Ländern.

Als einer der vielen, dafür in Frage kommenden Gründe hat man in jüngster Zeit das Olivenöl entdeckt. Es enthält zu einem hohen Anteil die Ölsäure, eine einfach ungesättigte Fettsäure. Von dieser Ölsäure weiß man nun, daß sie auch den Cholesterinspiegel im Blut senken kann. Zur Linolsäure gibt es allerdings einen entscheidenden Unterschied: Ölsäure senkt nur das „böse" LDL-Cholesterin. Das „gute" HDL-Cholesterin bleibt erhalten. Das entscheidende Verhältnis zwischen den beiden kann damit positiv verändert werden.

Es ist deshalb sehr empfehlenswert, Olivenöl zu verwenden, am besten im Salat oder bei Gemüse, das man jedoch erst nach dem Garen damit versehen sollte. Dennoch ist Olivenöl dasjenige Öl, das man am stärksten erhitzen kann, ohne daß seine wertvollen Inhaltsstoffe zerstört werden. Viele empfinden den Geschmack von Olivenöl als sehr angenehm, andere müssen – oder sollten – sich erst daran gewöhnen.
Verwenden Sie nur garantiert kaltgeschlagenes, nicht raffiniertes Öl der ersten Pressung (italienische Bezeichnung: extra vergine; neu festgelegte deutsche Bezeichnung: natives Olivenöl extra).

5. Kapitel

Vitamine

Allgemeines

Vitamine sind kleinste organische Substanzen, die der Körper nicht selbst herstellen kann, und die deshalb mit der Nahrung zugeführt werden müssen. Vitamine sind „essentielle" Nährstoffe. Sie enthalten keine Energie, sind also kalorienfrei und werden pro Tag in so kleinen Mengen, d. h. im Milligrammbereich, benötigt, daß sie alle zusammen mit den Mineralstoffen und Spurenelementen in einer kleinen Multivitamintablette „Platz finden".

Vitamine haben unterschiedlichste Funktionen. Sie greifen lenkend in den Stoffwechsel von Eiweiß, Kohlenhydraten und Fett ein. Sie wirken bei der Energiegewinnung mit und haben Anteil am Aufbau körpereigener Substanzen wie Enzyme, Hormone, Blutzellen u. a. Ihre Aufgabe ist die von sogenannten Hilfssubstraten (Coenzymen), die biochemische Reaktionen lenken und beschleunigen. Die Vitamine werden bei diesen Reaktionen verbraucht. Deshalb müssen sie regelmäßig mit der Nahrung ersetzt werden.

Vitamine werden üblicherweise nach ihrem chemisch-physikalischen Löslichkeitsverhalten in fettlösliche und wasserlösliche Vitamine unterschieden:

fettlösliche Vitamine	wasserlösliche Vitamine	
Vitamin A (Retinol)	Vitamin C (Ascorbinsäure)	
Vitamin D (Calciferol)	Vitamin B_1 (Thiamin)	
Vitamin E (Tocopherol)	Vitamin B_2 (Riboflavin)	
Vitamin K (Phyllochinon)	Vitamin B_6 (Pyridoxal)	B-Komplex
	Vitamin B_{12} (Cobalamin)	
	Niacin	
	Pantothensäure	
	Biotin	
	Folsäure	

Tab. 12 Einteilung der Vitamine nach ihrem Löslichkeitsverhalten

Allgemeines

Absorption und Transport

Das Verdauungssystem absorbiert die beiden Vitaminklassen in unterschiedlicher Weise. Wasserlösliche Vitamine werden direkt von der Darmwand aufgenommen und an das Blut weitergegeben. Dort werden sie als freie, gelöste Substanz zu den Körperzellen transportiert. Fettlösliche Vitamine werden an fett- und gallensäurehaltige Transportvehikel angebunden, damit sie in die Darmwand eindringen können. Sie können dort auch nicht vom Blut direkt aufgenommen werden, sondern gelangen über die Lymphbahnen ins Blut. Im Blut schwimmen die fettlöslichen Vitamine wiederum nicht frei, sondern werden an Eiweiß-Transportvehikel angebunden.

Speicherung und Ausscheidung

Fettlösliche Vitamine können vom Körper in gewissem Umfang im Fettgewebe und in der Leber eingespeichert werden. Diese Vorratshaltung bringt den Vorteil, daß auch bei nicht ausreichender täglicher Zufuhr über einige Zeit die Versorgung mit fettlöslichen Vitaminen aus dem eigenen Depot gesichert werden kann. Allerdings führt eine dauerhaft überhöhte Zufuhr bei den Vitaminen A und D zu Vergiftungserscheinungen. Mit der normalen Ernährung ist dies kaum möglich, wohl aber mit Lebertran oder speziellen Präparaten.

Wasserlösliche Vitamine haben keinen bestimmten Sitz oder Speicherplatz im Körper. Soweit sie nicht an Reaktionen in Körperzellen beteiligt sind, zirkulieren sie im Blut. Auf diese Weise gelangen sie auch in die Niere, unser wichtigstes Filterorgan. Hohe Dosen von Vitamin C und B, die über die Nahrung oder mittels Präparaten zugeführt werden, filtert die Niere aus dem Blut und scheidet sie über den Urin aus. Zusätzlich werden diese Vitamine über den Schweiß ausgeschieden. Deshalb muß man täglich für „Nachschub" sorgen.

Fettlösliche Vitamine werden nur in geringem Maße von der Niere herausfiltriert. Von ihnen können deshalb auch höhere Dosen in **größerem Abstand** genommen werden.

Mengenangaben:

Zur Angabe der Vitaminmengen hat man sich international auf verschiedene Einheiten geeinigt. Eine ist die I.U. = „International Unit" oder auf deutsch I.E. = „Internationale Einheit". In der Regel erfolgt die Angabe jedoch in Gramm. Dabei gilt:

```
g  = Gramm, 1 g = 1000 mg
mg = Milligramm (¹/₁₀₀₀ Gramm)  1 mg = 1000 µg
µg = Mikrogramm (¹/₁ ₀₀₀ ₀₀₀ Gramm)
```

Vitaminbedarf

Der Vitaminbedarf ist für die Menschen nicht einheitlich, sondern hängt vom Alter und der körperlichen Beanspruchung sowie von Umweltfaktoren ab. Die empfohlenen Tagesdosen beziehen sich auf durchschnittliche Kinder bzw. Erwachsene mit leichter körperlicher Arbeit. Schwerarbeiter und Leistungssportler, aber auch Schwangere und Stillende haben einen höheren Vitaminbedarf. Da diese Menschen aber auch zugleich einen erhöhten Energiebedarf haben und deshalb mengenmäßig mehr essen, wird der erhöhte Vitaminbedarf bei einer frischen, vollwertigen Mischkost meist abgedeckt. Probleme können durch extremen Schweißverlust auftreten. Deshalb tun Spitzensportler gut daran, sich ernährungsmäßig bestens zu versorgen oder aber auf Vitaminpräparate zurückzugreifen. Auch Streß, Nikotin, Alkohol und verschiedene Medikamente erhöhen den Vitaminbedarf.

Mangelerscheinungen

Ungenügende Vitaminversorgung führt mit der Zeit zu schwersten Mangelerscheinungen, die tödlich sein können. Es existieren für jedes einzelne Vitamin spezifische Mangelerscheinungen, die sich jedoch durch entsprechende Vitaminzufuhr wieder beseitigen lassen.

Vitaminzerstörung

Vitamine sind äußerst empfindliche Nahrungsbestandteile. Sie sind durch Licht, Sauerstoff, Hitze, zum Teil auch durch Kälte (Vitamin E) zerstörbar. Schon bei der Vor- und Zubereitung unserer Nahrung werden sie leicht herausgelöst. Allein das Lagern, das Schälen, Hacken, Schneiden und natürlich auch die Erhitzung läßt Vitamine zugrunde gehen. Sie fehlen dann in unserer Nahrung. Daraus folgt, daß die Nahrung immer so frisch wie möglich zubereitet und verzehrt werden muß. Günstig ist es, jeden Tag eine Rohkostmahlzeit einzunehmen. Wer auf Dauer nur von Kantinenkost und konservierten Fertigprodukten lebt, muß mit Vitaminmangelzuständen rechnen.

Fettlösliche Vitamine

Vitaminaufbau

Die Vitamine besitzen chemisch sehr komplexe und komplizierte Strukturen. Es soll deshalb im Rahmen dieses Buches darauf verzichtet werden, näher darauf einzugehen.

Vitamin A

Funktion

Vitamin A wird auch als „Retinol" bezeichnet und kommt hauptsächlich in tierischen Nahrungsmitteln vor. Der Körper kann auch gleichwertig die chemische Vorstufe, das Carotin, verwenden, das in allen gelben und roten pflanzlichen Nahrungsmitteln enthalten ist und dort die Farbe mitbestimmt. Vitamin A unterstützt die Bildung und Erhaltung der Haut und der Haare. Es ist an der Netzhautstruktur des Auges beteiligt und für das Sehen im Dunkeln verantwortlich. Es dient dem normalen Knochen- und Zahnwachstum und der Fortpflanzung. Schließlich ist es maßgeblich am Eiweißstoffwechsel beteiligt. Eiweißreiche Ernährung führt zu einem höheren Vitamin-A-Bedarf.

Bedarf

Die empfohlene Zufuhr von Vitamin A pro Tag liegt bei

1,5 mg	für	Säuglinge	1,2 mg	für	Schwangere
2,0–4,0 mg	für	Kinder	1,4 mg	für	Stillende
1,0 mg	für	Erwachsene			

Mangelerscheinungen

Bei Unterversorgung mit Vitamin A kommt es zu Nachtblindheit, defekter und spröder Haut, gestörtem Knochen- und Zahnwachstum, Austrocknen der Augen und Infektionsanfälligkeit.

Überschuß

Bei langdauernder Überdosierung, die praktisch nur über Präparate und Lebertran möglich ist, kommt es zu gestörter Sehfunktion, Kopfschmerzen,

Appetitverlust, Schwindel, Durchfall, Haarausfall, menstruellen Störungen, Müdigkeit, Schlaflosigkeit, Gelenkschmerzen, Leberzellschäden u. a. Carotin hat keine schädlichen Nebenwirkungen, färbt aber die Haut gelb.

Vorkommen

Vitamin A bzw. Retinol ist reichlich vorhanden in Leber, Lebertran, Leberwurst, Aal, Hering, Ei, Butter, Käse und allen anderen, nicht zu fettarmen Milchprodukten, sowie in Möhren, Spinat, Grünkohl, Feldsalat, Broccoli, Tomaten, Aprikosen u. a.

Rinderleber	6,0 mg
Hühnerleber	1,2 mg
Möhren	1,1 mg
Aprikosen, getrocknet	0,8 mg
Feldsalat	0,7 mg
Leberwurst	0,4 mg

Tab. 13 Vitamin A-Gehalt (mg RE*) in 100 g verzehrbarem Anteil (ungekocht)
* RE = Retinoläquivalente

Praktische Ernährungsempfehlungen

Essen Sie täglich Milchprodukte, Gemüse und Salat. Einmal in der Woche kann auch Leber gut empfohlen werden.

Vitamin D

Funktion

Vitamin D wird auch als „Calciferol" bezeichnet. Für den Erwachsenen ist die Zufuhr von fertigem Vitamin D nicht notwendig. Er kann Vorstufen davon mit der Nahrung aufnehmen, die dann durch Einwirkung des Sonnenlichts auf unseren Körper in Vitamin D umgewandelt werden. Für Kinder und Heranwachsende gilt das nicht. Sie brauchen fertiges Vitamin D.

Vitamin D fördert die Aufnahme, die Verwendung und den Einbau von Calcium und Phosphor in die Knochen und Zähne. Es ist unentbehrlich für das gesunde Wachstum.

Bedarf

Der Bedarf des Erwachsenen an Vitamin D ist nicht genau bekannt. Die empfohlene Zufuhr pro Tag liegt bei:

10 µg	für	Kinder und Jugendliche
5 µg	für	Erwachsene
10 µg	für	Schwangere und Stillende

Mangelerscheinungen

Ungenügende Vitamin D-Versorgung führt zu Rachitis bei Kindern, gestörtem Knochenwachstum, Entmineralisierung der Knochen, Knochenbrüchen, Muskelkrämpfen u. a.

Überschuß

Langfristige Überdosierung führt zu Kalkablagerungen in der Niere und den Blutgefäßen, Taubheit, Appetitverlust, Nierensteinen, Knochenbrüchen, Bluthochdruck, erhöhtem Blutcholesterin, erhöhten Bleieinlagerungen u. a.

Vorkommen

Vitamin D ist reichlich enthalten in Leber, Lebertran, Hering, Lachs, Eigelb, Butter, Pilzen u. a. Regelmäßiger Aufenthalt im Sonnenlicht sichert die Vitamin D-Versorgung.

Hering	31,0 µg
Lachs	16,3 µg
Steinpilze	3,1 µg
Hühnerei	1,8 µg
Rinderleber	1,7 µg

Tab. 14 Vitamin D-Gehalt (µg) in 100 g verzehrbarem Anteil (ungekocht)

Praktische Ernährungsempfehlungen

Die Versorgung ist nur bei Kindern durch entsprechende Nahrung und Präparate sicherzustellen.

Vitamin E

Funktion

Die genaue und gesamte Funktion dieses Vitamins ist immer noch nicht gänzlich erforscht. Es wird auch „Tocopherol" genannt, wobei es verschiedene Tocopherolarten gibt. Für den Menschen ist das α-Tocopherol biologisch am wirksamsten. Es wirkt mit bei der Bildung der roten Blutkörperchen und der Muskelzellen. Es schützt Vitamin A und die ungesättigten Fettsäuren vor der Zerstörung durch Sauerstoff im Körper. Möglicherweise unterstützt es die Verbrennung der Nährstoffe zur Energiegewinnung.

Bedarf

Der Bedarf richtet sich nach der Nahrungszufuhr von ungesättigten Fettsäuren und nach dem Körpergewicht. Je mehr ungesättigte Fettsäuren zugeführt werden und je höher das Gewicht, desto höher der Bedarf.
Die empfohlene Zufuhr pro Tag liegt bei:

6–12 mg	für	Kinder und Jugendliche
12–15 mg	für	Erwachsene
12–20 mg	für	Schwangere und Stillende

Mangelerscheinungen

Beim Menschen sind keine Mangelerscheinungen an Vitamin E bekannt. Im Tierversuch führt ein Mangel u. a. zur Degeneration der Keimdrüsen, zu Muskelerschlaffung, Leberzerstörung und zu Herzfunktionsstörungen.

Überschuß

Schädliche Nebenwirkungen einer Überdosierung sind nicht bekannt. Möglicherweise kann es zu Sehstörungen, Müdigkeit, Kopfschmerzen und zur Zerstörung von Vitamin K im Darm kommen.

Vorkommen

Vitamin E ist reichlich vorhanden in Getreidekeimen, Samen, Nüssen, Sojabohnen, Hülsenfrüchten und daraus hergestellten Ölen.

Weizenkeimöl	159,4 mg
Mandeln	27,9 mg
Sojabohnen	15,3 mg
Weizenkeime	12,0 mg
Roggenvollkornmehl	6,1 mg
Weiße Bohnen	4,0 mg
Avocado	3,0 mg
Haferflocken (Vollkorn)	1,5 mg

Tab. 15 Vitamin E-Gehalt (mg TE*) in 100 g verzehrbarem Anteil (ungekocht)
* TE = Tocopheroläquivalente

Praktische Ernährungsempfehlungen

Nachdem Vitamin E im Getreide und im Samen reichlich vorhanden ist, sollten Sie Vollkornprodukte bevorzugen. Verwenden Sie nur garantiert kaltgepreßte, nicht raffinierte und gebleichte Öle. Bei Wiedererhitzung von Öl, z. B. als Bratfett, wird Vitamin E zerstört. Verwenden Sie das Öl besser erst nach dem Garen.

Vitamin K

Funktion

Vitamin K wird auch als „Phyllochinon" bezeichnet. Es ist als Faktor bei der Blutgerinnung beteiligt und wirkt bei der Energiegewinnung in der Zelle mit. Darüber hinaus hat es Anteil am Regulationsmechanismus des Knochenstoffwechsels.

Bedarf

Der tatsächliche Bedarf an Vitamin K ist nicht genau bekannt. Es wird zum Teil von den Bakterien in unserem Darm hergestellt und von dort aufgenommen.
Die empfohlene Zufuhr pro Tag liegt bei:

0,5 mg	für	Kinder und Jugendliche
1,5 mg	für	Erwachsene, Schwangere, Stillende

Mangelerscheinungen

Eine Unterversorgung mit Vitamin K führt zu spontanen Blutungen und Calciumabbau im Knochen. Ein Mangel kann gelegentlich durch Krankheiten, wie Fettresorptionsstörungen, Krebs und Nierendefekte, auftreten.

Überschuß

Nebenwirkungen durch Überdosierung sind nicht genau bekannt. Bei Kleinkindern kann es zu Gelbsucht kommen. Beim Tier kann im Experiment Anämie (Blutarmut) erzeugt werden.

Vorkommen

Vitamin K ist grundsätzlich in allen grünen Blättern und Gemüsen vorhanden. Es empfiehlt sich deshalb ein reichlicher Konsum von Spinat, Grünkohl, Rosenkohl, Broccoli, Kopfsalat, Feldsalat etc. Vitamin K ist auch in Schweine- und Geflügelleber enthalten.

Spinat, Blumenkohl	bis 3,0 mg
Rosenkohl	bis 1,0 mg
Broccoli	bis 0,8 mg
Kopfsalat	bis 0,7 mg
Schweineleber	bis 0,6 mg

Tab. 16 Vitamin K-Gehalt (mg) in 100 g verzehrbarem Anteil (ungekocht)

Praktische Ernährungsempfehlungen

Nach Behandlung mit Antibiotika ist die Darmflora angegriffen oder zerstört. Sie sollten deshalb gerade dann auf eine gute Vitamin K-Versorgung achten.

Vitamin C

Funktion

Vitamin C, auch „Ascorbinsäure" genannt, ist wohl das allgemein bekannteste und best erforschte Vitamin. Es ist bei der Bildung von Kollagen und Hormonen beteiligt, greift in das Knochen- und Zahnwachstum ein, schützt andere Vitamine vor Sauerstoffzerstörung. Vitamin C verhindert die Bildung krebserregender Nitrosamine im Magen und unterstützt angeblich die Körperabwehr gegen Infektionen. Darüber hinaus begünstigt es die Eisenaufnahme im Darm.

Bedarf

Der Vitamin C-Bedarf variiert sehr stark. Bei starkem Rauchen, Medikamentenkonsum, Alkoholkonsum und bei hohem Schweißverlust (Sport,

Arbeit, Klima) steigt er erheblich. Die empfohlene Zufuhr pro Tag liegt bei:

30–60 mg	für	Säuglinge	75–100 mg	für Erwachsene
70–75 mg	für	Kinder	100–125 mg	für Schwangere und Stillende

Mangelerscheinungen

Eine Unterversorgung mit Vitamin C führt zu Skorbut, Zahnfleischbluten, Muskelschwund, gestörter Wundheilung, Zahnausfall, Hautfunktionsstörungen, Gewichtsverlust, Appetitverlust und Übererregbarkeit.

Überschuß

Durch chronische Überdosierung entsteht eine Bedarfserhöhung. So kommt es dann bei normal hoher Zufuhr von Vitamin C zu Mangelerscheinungen, wie sie oben aufgeführt sind. Normalerweise wird überschüssiges Vitamin C im Harn ausgeschieden.

Vorkommen

Vitamin C ist reichlich vorhanden in allen Zitrusfrüchten, in Paprikaschoten, Kartoffeln, Petersilie, schwarzen Johannisbeeren, Kiwi, Hagebutten u. a.

Sanddornbeerensaft	266 mg
Paprikaschoten	140 mg
Johannisbeeren, schwarz	100 mg
Broccoli	100 mg
Kiwi	150 mg
Orange	50 mg
Kalbsleber	39 mg
Kartoffeln	22 mg
Sauerkraut	20 mg

Tab. 17 Vitamin C-Gehalt (mg) in 100 g verzehrbarem Anteil (ungekocht)

Praktische Ernährungsempfehlungen

Vitamin C ist sehr empfindlich! Essen Sie deshalb Obst, Gemüse und Salate so frisch wie möglich. Täglich einmal rohe Frischkost und das Gemüse nur kurz gegart, so daß es noch „Biß" hat. Kartoffeln sollten Sie so oft wie möglich als Pellkartoffeln essen.

Vitamin B_1

Funktion

Vitamin B_1 wird auch als „Thiamin" bezeichnet. Es wirkt bei der Energieverwertung im Kohlenhydratstoffwechsel entscheidend mit. Vitamin B_1 ist deshalb für Sportler und für Menschen, die viel Süßigkeiten und Weißmehlprodukte essen (s. 3. Kapitel, S. 38), sehr wichtig. Es unterstützt außerdem die Nierenfunktion und ist ein wesentlicher Faktor im Muskelstoffwechsel.

Bedarf

Der Bedarf richtet sich nach der Höhe der Kohlenhydratzufuhr und erhöht sich vor allem durch hohen Zuckerkonsum. Ein exakter Bedarf an Vitamin B_1 kann deshalb nicht angegeben werden.
Die empfohlene Zufuhr pro Tag liegt bei:

0,3–0,5 mg	für	Säuglinge	1,4–1,6 mg	für	Jugendliche
0,7–1,2 mg	für	Kinder (1–9 J.)	1,2–1,4 mg	für	Erwachsene
1,2–1,4 mg	für	Kinder (10–14 J.)	1,5 mg	für	Schwangere
			1,7 mg	für	Stillende

Mangelerscheinungen

Eine Unterversorgung mit Vitamin B_1 führt zu Nervenentzündungen, Herzschwäche, Muskelschwäche, Muskelkrämpfen, Milchsäureanreicherung und Beri-Beri (typische Krankheit von Menschen in Asien, die nur von weißem Reis leben).

Überschuß

Nebenwirkungen durch Überdosierung sind nicht bekannt. Es könnte sein, daß die Überdosierung eines B-Vitamins einen relativen Mangel an einem anderen B-Vitamin auslöst. Vitamin B_1 wird mit dem Harn ausgeschieden.

Vorkommen

Vitamin B_1 ist reichlich enthalten in den Randschichten des Getreidekorns, in Hülsenfrüchten, Sojabohnen, Bierhefe, aber vor allem auch in Schweinefleisch, Innereien und Milch.

Bierhefe	14,0 mg
Weizenkeime	2,0 mg
Schweinefleisch, mager	1,0 mg
Sojabohnen	1,0 mg
Hühnerfleisch	0,7 mg
Hülsenfrüchte	0,5 mg
Haferflocken	0,4 mg

Tab. 18 Vitamin B_1-Gehalt (mg) in 100 g verzehrbarem Anteil (ungekocht)

Praktische Ernährungsempfehlungen

Bevorzugen Sie Vollkornprodukte. Da Schweinefleisch die ergiebigste Vitamin B_1-Quelle ist, essen Sie ruhig gelegentlich ein Stück mageres Schweinefleisch. Durch Schwefeln der Nahrungsmittel, wie das z. B. bei Trockenfrüchten der Fall ist, wird das Vitamin übrigens zerstört.

Vitamin B_2

Funktion

Vitamin B_2 wird auch als „Riboflavin" bezeichnet. Es wirkt mit bei der Energiegewinnung aus den Nährstoffen, dient der Zellmembranfunktion, spielt für den Sehvorgang eine Rolle und ist für den Heilungsprozeß der Haut wichtig.

Bedarf

Der Bedarf kann nicht exakt angegeben werden, denn er richtet sich nach dem Energieumsatz. Je intensiver und ausdauernder die körperliche Belastung, desto höher der Bedarf an Vitamin B_2.
Die empfohlene Zufuhr pro Tag liegt bei:

0,5–0,6 mg	für	Säuglinge	1,5–1,8 mg	für	Jugendliche und Erwachsene
0,7–1,3 mg	für	Kinder (1–9 J.)	1,8 mg	für	Schwangere
1,4–1,6 mg	für	Kinder (10–14 J.)	2,5 mg	für	Stillende

Mangelerscheinungen

Durch eine Unterversorgung kommt es zu Hautfunktionsstörungen wie Risse an Mundwinkeln, Lippen und Nase. Darüber hinaus resultiert aus einem Mangel an Vitamin B_2 eine große Lichtempfindlichkeit.

Überschuß

Nebenwirkungen durch Überdosierung sind nicht bekannt. Ansonsten siehe Vitamin B_1.

Vorkommen

Das Vitamin B_2 ist praktisch in allen pflanzlichen und tierischen Nahrungsmitteln enthalten. Besonders reichlich kommt es in Getreidekeimen, Mais, Hülsenfrüchten, Hefe, Gemüse, Leber, Herz, Geflügel, Makrele, Aal, Seelachs, Milch und Milchprodukten vor.

Bierhefe	4,0 mg
Schweineleber	3,2 mg
Cornflakes	2,0 mg
Hühnerbrust	0,9 mg
Weizenkeime	0,7 mg
Parmesankäse	0,6 mg
Sojabohnen	0,5 mg
Linsen	0,3 mg
Makrele, Seelachs	0,35 mg

Tab. 19 Vitamin B_2-Gehalt (mg) in 100 g verzehrbarem Anteil (ungekocht)

Praktische Ernährungsempfehlungen

Bei einer frischen vollwertigen Mischkost sollte es keine Probleme geben.

Vitamin B_6

Funktion

Vitamin B_6, auch „Pyridoxal" genannt, wirkt beim Stoffwechsel von Eiweiß, Kohlenhydraten und Fett mit und verbessert die Eiweißverwertung der Zellen. Es wird zur Neubildung von sogenannten Nukleinsäuren benötigt, die Träger der Erbinformation von Zellen sind. Außerdem ist Vitamin B_6 an der Bildung von Blutkörperchen und Antikörpern beteiligt.

Bedarf

Der Bedarf an Vitamin B_6 ist nicht exakt anzugeben. Er steigt bei erhöhter Eiweißzufuhr. Die empfohlene Zufuhr pro Tag liegt bei:

0,3–0,5 mg	für	Säuglinge	1,6–1,8 mg	für	Erwachsene
0,7–2,0 mg	für	Kinder	2,6 mg	für	Schwangere
1,8–2,1 mg	für	Jugendliche	2,6 mg	für	Stillende

Mangelerscheinungen

Eine Unterversorgung mit Vitamin B_6 führt zu Hautfunktionsstörungen, wie z. B. Risse in den Mundwinkeln, und zu einer glatten Zunge. Symptomatisch sind auch Schwindel und Schläfrigkeit, Anämie und eine direkte Neigung zu Nierensteinen. Bei Einnahme der Anti-Baby-Pille können Mängel hervorgerufen werden, die zu Depressionen führen.

Überschuß

Nebenwirkungen durch eine Überdosis sind nicht bekannt, da Vitamin B_6 relativ schnell mit dem Harn ausgeschieden wird. Eine Gewöhnung an eine Überdosis kann zu Mangelerscheinungen bei der Rückkehr zur Normaldosis führen.

Vorkommen

Vitamin B_6 ist reichlich vorhanden in Leber, Fleisch, Fisch, Hefe, Weizenkeimen, Eigelb, Vollkorngetreiden, Reis, Käse, Gemüse, Obst, Avocados etc.

Lachs	0,98 mg
Kalbsleber	0,90 mg
Makrele	0,63 mg
Reis, unpoliert	0,60 mg
Avocado	0,53 mg
Schweinekotelett	0,50 mg
Banane	0,37 mg

Tab. 20 Vitamin B_6-Gehalt (mg) in 100 g verzehrbarem Anteil (ungekocht)

Praktische Ernährungsempfehlungen

Siehe Vitamin B_1 und B_2.

Vitamin B_{12}

Funktion

Vitamin B_{12} wird auch als „Cobalamin" bezeichnet. Es wird grundsätzlich nur von Mikroorganismen gebildet und findet sich an Eiweiß gebunden in tierischen Nahrungsmitteln. Es ist entscheidend an der Bildung der roten Blutkörperchen, an der Synthese von Eiweiß und Nukleinsäuren sowie am Sauerstofftransport beteiligt und besitzt ein verschiedenartiges Einwirken auf den Zellstoffwechsel.

Bedarf

Der tatsächliche Bedarf ist nicht genau anzugeben. Bei Untersuchungen an Veganern – das sind strenge Vegetarier, die auch keine Milch, keinen Käse und keine Eier essen und eigentlich keine B_{12}-Zufuhr über die Nahrung haben – wurden nur vereinzelt B_{12}-Mangelerscheinungen festgestellt. In der Medizin wird die Möglichkeit diskutiert, daß geringste Mengen von Vitamin B_{12}, die im Darm von Bakterien aufgebaut werden, verwertet werden können, und der Mensch sich auf Dauer an eine niedrige B_{12}-Versorgung anpassen kann.

Die empfohlene Zufuhr pro Tag liegt bei:

0,5–1,0 mg	für	Säuglinge	5,0 mg	für	Jugendliche und Erwachsene
2,0 mg	für	Kinder (1–6 J.)	6,0 mg	für	Schwangere und Stillende
5,0 mg	für	Kinder (7–14 J.)			

Mangelerscheinungen

Typische Symptome einer Unterversorgung sind die Blutarmut (perniziöse Anämie), blasse Hautfarbe, Gefühllosigkeit in Armen und Beinen, Gleichgewichtsstörungen, Muskelschwäche, Schwund der Magenschleimhaut. Da B_{12} in Leber, Herz, Nebenniere und im zentralen Nervensystem in gewissem Maße gespeichert werden kann, dauert es bei Mangelversorgung mehrere Jahre, bis die Mangelerscheinungen sichtbar werden.

Wasserlösliche Vitamine 75

Überschuß

Nebenwirkungen durch Überdosierung sind nicht bekannt. Sonstiges siehe Vitamin B_1.

Vorkommen

Vitamin B_{12} ist in allen tierischen Nahrungsmitteln enthalten, vor allem in Kalbs- und Hühnerleber, Makrele, Seelachs, Rinderfilet, Quark und Milch.

Kalbsleber	60,0 µg
Hühnerleber	23,0 µg
Makrele	9,0 µg
Seelachs	3,5 µg
Rinderfilet	2,0 µg
Magerquark	0,9 µg
Vollmilch	0,42 µg

Tab. 21 Vitamin B_{12}-Gehalt (µg) in 100 g verzehrbarem Anteil (ungekocht).

Praktische Ernährungsempfehlungen

Wenn Sie vegetarisch leben wollen, empfiehlt es sich sicherlich, Milch, Käse und Eier, also die „lebendigen" tierischen Nahrungsmittel, regelmäßig zu verzehren.

Niacin

Funktion

Niacin ist eine kürzere Form der Bezeichnung „Nicotinsäureamid". Es gehört auch dem Vitamin-B-Komplex an und wird deshalb häufig als Vitamin B_3 bezeichnet. Niacin wirkt zusammen mit Vitamin B_1 und B_2 auf den Eiweiß-, Fett- und Glucosestoffwechsel der Zelle ein.

Bedarf

Der Bedarf an Niacin kann nicht generell angegeben werden. Er steigt mit dem Energieumsatz. Die empfohlene Zufuhr pro Tag liegt bei:

4– 6 mg	für	Säuglinge	9–15 mg	für	Erwachsene
8–16 mg	für	Kinder	16 mg	für	Schwangere
16 mg	für	Jugendliche	16 mg	für	Stillende

Mangelerscheinungen

Bei Niacin-Mangel kommt es zu deutlichen Mangelerkrankungen wie z. B. Hautfunktionsstörungen, Pallegra (eine Hautkrankheit), Durchfall, geistiger Verwirrung, Übererregbarkeit, Anschwellen des Mundes und einer glatten Oberfläche des Mundes und der Zunge.

Überschuß

Bei dauerhafter Niacin-Überdosierung wird die Möglichkeit einer gewissen Neigung zu Darmgeschwüren, Leberfunktionsstörungen, erhöhtem Blutzuckerspiegel, erhöhter Harnsäure und Gicht diskutiert.

Vorkommen

Niacin kommt in praktisch allen Lebensmitteln vor, besonders reichlich in Leber, Geflügel, Rind- und Schweinefleisch, Fisch, Pilzen, Hefe, Erdnüssen, Vollkorngetreide, Vollreis, Trockenfrüchten und Spargel.

Schweineleber	15,7 mg
Erdnüsse, frisch	15,3 mg
Hühnerleber	11,6 mg
Makrele, Lachs	7,5 mg
Schweinefilet	6,5 mg
Pfifferlinge	6,5 mg
Linsen	2,2 mg
Spargel	1,0 mg

Tab. 22 Niacingehalt (mg) in 100 g verzehrbarem Anteil (ungekocht)

Praktische Ernährungsempfehlungen

Von allen Vitaminen ist das Niacin wohl am unempfindlichsten gegenüber der Zerstörung durch Licht, Temperatur usw. Bei einer gemischten, frischen Kost ist nicht mit einem Mangel zu rechnen.

Pantothensäure

Funktion

Pantothensäure spielt bei der Bildung von energiereichen Verbindungen im Stoffwechsel von Eiweiß, Kohlenhydraten und Fetten eine zentrale Rolle. Es wirkt weiterhin bei der Bildung von Hormonen, Cholesterin und Fettsäuren mit.

Wasserlösliche Vitamine

Bedarf

Der Bedarf an Pantothensäure kann nicht exakt angegeben werden, da er mit einem erhöhten Energieumsatz ansteigt. Die empfohlene Zufuhr pro Tag liegt bei:

4 mg	für	Säuglinge	8 mg	für	Jugendliche und Erwachsene
5 mg	für	Kinder (1–6 J.)	10 mg	für	Schwangere
6–8 mg	für	Kinder (7–14 J.)	11 mg	für	Stillende

Mangelerscheinungen

Mangelerscheinungen sind bei einer ausreichenden Ernährung nicht bekannt, da das Vitamin praktisch in allen natürlichen Nahrungsmitteln enthalten ist. Experimentell läßt sich ein Mangel erzeugen. Dann kommt es zu Bauchkrämpfen, Erbrechen, Müdigkeit, Schlafstörungen, Fingerkribbeln u. a.

Überschuß

Durch eine Überdosierung erhöht sich der Vitamin B_1-Bedarf, woraus dann B_1-Mangelerscheinungen resultieren können.

Vorkommen

Pantothensäure ist in allen natürlichen Nahrungsmitteln enthalten, besonders reichlich in Leber, Fleisch, Fisch, Pilzen, Getreide, Gemüse und Obst.

Rinderleber	7,3 mg
Steinpilze	2,7 mg
Wassermelone	1,6 mg
Broccoli	1,3 mg
Scholle	0,8 mg

Tab. 23 Pantothensäuregehalt (mg) in 100 g verzehrbarem Anteil (ungekocht)

Praktische Ernährungsempfehlungen

Bei einer kalorisch ausreichenden Ernährung stellt die Versorgung mit Pantothensäure kein Problem dar.

Biotin

Funktion

Biotin wird gelegentlich auch als „Vitamin H" bezeichnet. Es gehört zum Vitamin-B-Komplex, kommt in allen Zellen vor und wird auch von den Darmbakterien hergestellt. Biotin ist am Aufbau und an der Neubildung von Glucose im Körper beteiligt und wirkt außerdem an der Steuerung anderer zentraler Stoffwechselprozesse sowie an der Energiefreisetzung mit.

Bedarf

Der über die Nahrung zuzuführende Bedarf ist nicht genau bekannt, da Biotin auch von den Darmbakterien im Körper hergestellt wird.
Die empfohlene Zufuhr pro Tag liegt bei:

30– 50 µg	für	Säuglinge
50–100 µg	für	Kinder (1–9 J.)
100–200 µg	für	alle anderen

Mangelerscheinungen

Unter normalen Bedingungen ist ein Biotinmangel nicht bekannt. Experimentell führt eine Unterversorgung zu Appetitverlust, Schwindel, Erbrechen, Müdigkeit, Muskelschmerzen, Hautveränderungen, Übererregbarkeit und Anämie.

Überschuß

Nebenwirkungen durch Überdosierung sind nicht bekannt. Ansonsten siehe Vitamin B_1.

Vorkommen

Biotin ist in allen natürlichen Lebensmitteln enthalten, besonders reichlich in Leber, Niere, Hefe, Sojamehl, Hülsenfrüchten, Getreidevollkorn, Nüssen, Eigelb etc.

Wasserlösliche Vitamine

Schweineniere	30–130 µg
Kalbsniere	80 µg
Kalbsleber	75 µg
Schweineleber	27 µg
1 Liter Vollmilch	35 µg

Tab. 24 Biotingehalt (µg) pro 100 g verzehrbarem Anteil (ungekocht)

Praktische Ernährungsempfehlungen

Durch übermäßigen Genuß von rohen Eiern und Rotwein wird Biotin zerstört!

Folsäure

Funktion

Folsäure ist zusammen mit Vitamin B_{12} an dem Aufbau von Zell- und Zellkerneiweiß beteiligt und wirkt auch an der Bildung des roten Blutfarbstoffes (Hämoglobin) in den roten Blutkörperchen mit.

Bedarf

Die empfohlene Zufuhr pro Tag liegt bei:

100 µg	für	Säuglinge	400 µg	für	Jugendliche und Erwachsene
200–300 µg	für	Kinder (1–6 J.)	800 µg	für	Schwangere
300–400 µg	für	Kinder (7–14 J.)	600 µg	für	Stillende

Mangelerscheinungen

Mangelerscheinungen treten normalerweise nicht auf, da Folsäure in der natürlichen Nahrung reichlich vorhanden ist. Als Folge anderer primärer Krankheiten, wie Krebs, Anämie, Dünndarmentzündungen u. a., können Mangelsymptome auftreten. Es kommt dann zu Vergrößerungen der roten Blutkörperchen, Durchfall, Entzündungen der Mundschleimhaut, glatter Zunge, Störungen des Knochenmarkwachstums u. a. Während einer Schwangerschaft kann ein Mangel zu schweren Schwangerschaftskomplikationen bis hin zur Fehlgeburt führen.

Überschuß

Nebenwirkungen durch Überdosierung sind nicht bekannt. Da Folsäure aber gespeichert wird, ist im Extremfall ein giftiger Effekt denkbar.

Vorkommen

Folsäure ist praktisch in allen natürlichen Nahrungsmitteln enthalten, besonders reichlich in Leber, Hefe, Gemüse, Rote Bete, Hülsenfrüchten, Rosenkohl, Spinat etc.

Sojabohnen	230 µg
Schweineleber	220 µg
Weiße Bohnen	130 µg
Rote Bete	93 µg
Weißkohl, roh	80 µg
Chicorée	52 µg

Tab. 25 Folsäuregehalt (µg) in 100 g verzehrbarem Anteil (ungekocht)

Praktische Ernährungsempfehlungen

Folsäure wird durch Hitze besonders schnell und vollständig zerstört. Dies ist ein weiterer Grund, einmal täglich rohe Frischkost als Obst- oder Gemüsesalat zu essen.

Übersicht

Die folgende Tabelle faßt noch einmal die wichtigsten Informationen zum Thema „Vitamine" zusammen.

Bezeichnung	Aufgaben, Mitwirkung u. a. bei:	Mangelerscheinungen u. a.:	Vorkommen in Lebensmitteln u. a. in:	tägl. Bedarf des Erwachsenen (ca.)
Vitamin A (= Retinol) bzw. Carotin (als Vorstufe)	Sehvorgang, Dunkelsehen, Funktion von Haut und Haaren, Knochenwachstum, Eiweißstoffwechsel, Fortpflanzungstätigkeit	Nachtblindheit, Hautdefekte, gestörtes Knochen- und Zahnwachstum, Augentrockenheit, Infektionsanfälligkeit	Leber, Lebertran, Hering, Eigelb, Käse, Butter, Milchprodukten, Möhren, Spinat, Grünkohl, Broccoli, Feldsalat, Tomaten, (Trocken-)Aprikosen	1 mg
Vitamin D (= Calciferol)	Calcium- und Phosphorstoffwechsel, Knochen- und Zahnentwicklung	Rachitis, gestörtes Knochen- und Zahnwachstum, Entmineralisierung der Knochen, Knochenbrüchigkeit, Muskelkrämpfe	Lebertran, Hering, Lachs, Leber, Eigelb, Butter, Pilzen	5 µg

Übersicht

Bezeichnung	Aufgaben, Mitwirkung u. a. bei:	Mangelerscheinungen u. a.:	Vorkommen in Lebensmitteln u. a. in:	tägl. Bedarf des Erwachsenen (ca.)
Vitamin E (= Tocopherol)	Bildung von roten Blutzellen und Muskelzellen, Oxidationsschutz ungesättigter Fettsäuren etc.; Unterstützung der Sauerstoffverwertung in den Zellen	beim Menschen nicht eindeutig nachgewiesen; Beeinträchtigung möglicherweise der Zellfunktionen, der Sauerstoffnutzung, Muskeltätigkeiten, Fortpflanzung (bei Tieren)	naturbelassenen Pflanzenölen, Weizenkeimen, Eigelb, Sojabohnen, Hülsenfrüchten, Mandeln, Vollkornhaferflocken, Vollkorngetreide, Samen	15 mg
Vitamin K (= Phyllochinon)	Cofaktor bei Blutgerinnung; Energiegewinnung, Regulation des Knochenstoffwechsels	Blutungsneigung, Calciumabbau in Knochen	grünen Gemüsen und Pflanzenteilen, Tomaten, Blumenkohl, Schweineleber, Innereien von Geflügel	1,5 mg
Vitamin C (= Ascorbinsäure)	beteiligt bei Bildung von Kollagen und Hormonen, wichtig für gesundes Knochen- und Zahnwachstum, Oxidationsschutz für andere Vitamine, Verhinderung der Nitrosaminbildung, Unterstützung der Infektabwehr, Begünstigung der Eisenresorption	Skorbut, Zahnfleischbluten, Muskelschwund, gestörte Wundheilung, Infektionsanfälligkeit, Zahnausfall, Hautfunktionsstörungen, Reizbarkeit, Appetitverlust	Zitrusfrüchten, Kartoffeln, Paprika, schwarzen Johannisbeeren, Kiwi, Hagebutten, Petersilie	75 mg
Vitamin B_1 (= Thiamin)	Energiebereitstellung im Kohlenhydratstoffwechsel, Funktionsunterstützung des Nervensystems, wesentlicher Faktor im Muskelstoffwechsel	Nervenentzündungen, Herzschwäche, Muskelschwäche, -krämpfe, Milchsäureanreicherung, Beri-Beri	Vollkorngetreide und -produkten, Müsli, Keimen, Hülsenfrüchten, Soja, Hefe, Schweinefleisch, Innereien, Milch	1,5 mg
Vitamin B_2 (= Riboflavin)	Energiebereitstellung aus Eiweiß, Kohlenhydraten, Fetten; Aufrechterhaltung der Zellmembranfunktion	Hautfunktionsstörungen, z. B. Risse an Nase, Lippen, Mundwinkeln; Lichtempfindlichkeit	Getreidekeimen, Cornflakes, Hülsenfrüchten, Hefe, Gemüse, Leber, Herz, Geflügel, Makrele, Aal, Seelachs, Käse, Milchprodukten	1,7 mg
Vitamin B_6 (= Pyridoxal)	Coenzym im Eiweiß-, Fett-, Kohlenhydratstoffwechsel; Eiweißverwertung der Zelle; Bildung von roten Blutkörperchen und Antikörpern; Synthese von Nukleinsäuren	Hautfunktionsstörungen, glatte Zunge, Schläfrigkeit, Schwindel, Anämie, Nierensteine, Depression	Leber, Fleisch, Fisch, Hefe, Weizenkeimen, Eigelb, Vollkorngetreide und -reis, Käse, Gemüse, Obst, Avocados	1,8 mg

Bezeichnung	Aufgaben, Mitwirkung u. a. bei:	Mangelerscheinungen u. a.:	Vorkommen in Lebensmitteln u. a. in:	tägl. Bedarf des Erwachsenen (ca.)
Vitamin B_{12} (= Cobalamin)	Bildung roter Blutkörperchen, Nukleinsäuren und Eiweiß; Sauerstofftransport; Zellstoffwechsel	Perniziöse Anämie, Blässe, Gleichgewichtsstörungen, gefühllose Extremitäten, Muskelschwäche, Schwund der Magenschleimhaut	Leber, Innereien, Fisch, Fleisch, Vollmilch, Eiern	5 µg
Niacin	Beteiligt am Energie-, Fett-, Eiweiß- und Kohlenhydratstoffwechsel der Zelle	Hautfunktionsstörungen, Pellagra, Durchfall, geistige Verwirrung, Übererregbarkeit, glatte Zunge, geschwollene Mundschleimhaut	Leber, Geflügel, Fleisch, Fisch, Pilzen, Hefe, Erdnüssen, Vollkorngetreide, Vollreis, Trockenfrüchten, Spargel, Zuckermais	15 mg
Pantothensäure	Bildung energiereicher Verbindungen im Stoffwechsel von Eiweiß, Fett und Kohlenhydraten; Hormon-, Cholesterin-, Fettsäurenbildung	Bauchkrämpfe, Erbrechen, Müdigkeit, Fingerkribbeln (unter experimentellen Bedingungen)	Leber, Fleisch, Fisch, Pilzen, Getreide, Gemüse, Obst	8 mg
Biotin	Aufbau von Fettsäuren; Neubildung von Glucose; Steuerung zentraler Stoffwechselprozesse; Energiefreisetzung aus Glucose	Appetitverlust, Schwindel, Erbrechen, Müdigkeit, Muskelschmerzen	Leber, Niere, Hefe, Sojamehl, Hülsenfrüchten, Vollkorngetreide, Nüssen, Eigelb	200 µg
Folsäure	Aufbau von Zell(kern)eiweiß, Bildung des roten Blutfarbstoffes, Förderung der Eisenresorption	krankhafte Vergrößerung der roten Blutkörperchen, Durchfall, glatte Zungenoberfläche, Entzündung der Mundschleimhaut, Störung des Knochenmarkwachstums, Schwangerschaftskomplikationen, Fehlgeburten	Leber, Hefe, Gemüse, Rote Bete, Hülsenfrüchten, Rotkohl, Spinat	400 µg

Tab. 26 Aufgaben, Vorkommen, Mangelerscheinungen und Bedarf von Vitaminen

6. Kapitel
Mineralstoffe und Spurenelemente

Allgemeines

Mineralstoffe und Spurenelemente (Sammelbegriff: Mineralien bzw. Elektrolyte) sind „anorganische" Substanzen. Das bedeutet, daß sie als Elemente in unserer Umwelt vorkommen, in toter Materie wie Stein, Erde, Asche, ja sogar in Wasser gelöst, aber auch in den Zellen, Zellflüssigkeiten und Zwischenzellflüssigkeiten von Lebewesen, d.h. von Pflanzen, Tieren und natürlich auch Menschen.

Im Gegensatz zu „organischen" Verbindungen enthalten Mineralien keine Kohlenstoffverbindungen. Im lebendigen Organismus werden sie in die verschiedensten Reaktionen, Verbindungen, Organe und Zellverbände eingebaut. Sie werden aber nicht verstoffwechselt und in andere, neue Substanzen umgebaut, sondern nur aus der Umwelt aufgenommen, „benutzt" und wieder ausgeschieden. Sie gehen deshalb der Umwelt nie verloren. Selbst wenn man eine Pflanze oder ein tierisches Produkt verbrennt, findet man in der Asche die Gesamtheit aller vorher enthaltenen Mineralien wieder. Da sie nicht verbrennen, enthalten sie auch keine Energie.

Mineralien können im lebenden Organismus mit Hilfe von Enzymen – zusammen mit anderen Mineralien – Komplexe bilden. So entstehen z.B. aus der Verbindung von Calcium mit Phosphor oder Schwefel Komplexe, die auch als Salze bezeichnet werden. Mineralien haben am Funktionieren der großen organischen Funktionseinheiten großen Anteil. So liegt es z.B. am Eisen, daß in den roten Blutkörperchen Sauerstoff transportiert wird.

Insgesamt haben Mineralien sehr viele unterschiedliche Aufgaben im Körper. Die wichtigsten sind die Beteiligung an Enzymreaktionen, die Beteiligung an Nerven- und Muskelerregbarkeit, die Hirnfunktion, der Anteil als Bausubstanz im Skelett und die Erhaltung der Flüssigkeitsbalance zwischen den Zellen, Zellzwischenräumen und Blutgefäßen.

Mineralien lösen sich in Wasser und auch in den Körperflüssigkeiten. Dabei zerfallen sie in ihre atomaren Bestandteile und treten dann als elektrisch positiv oder negativ geladene Teilchen auf. Deshalb werden Mineralien auch **Elektrolyte** genannt.

Absorption und Transport

Einige Mineralien werden aus dem Speisebrei von der Darmwand leicht aufgenommen und ans Blut abgegeben, wo sie frei im Blutkreislauf treiben und von den Nieren innerhalb gewisser Zeit herausgefiltert und mit dem Harn wieder ausgeschieden werden. Andere Mineralien können nur in geringem Umfang von der Darmwand aufgenommen werden und müssen als Komplex mit Eiweißsubstanzen oder anderen Mineralsalzen transportiert werden.

Einige Mineralien werden langfristig im Körper abgespeichert, woraus sich ein giftiger Effekt bei entsprechender Überdosierung erklärt. Andere werden regelmäßig über Niere und Harn ausgeschieden, so daß deren Überdosierung kein Problem darstellt.

Mineralienbedarf

Die anorganischen Mineralien sind für organisches Leben unverzichtbar. Da der Körper sie nicht selbst herstellen kann, müssen wir sie von außen mit der Nahrung zuführen. Sie sind also „essentiell". Die benötigte, tägliche Gesamtmenge ist volumen- und gewichtsmäßig sehr gering. Sie würde vielleicht ein Zehntel der Fläche eines Teelöffels einnehmen. Bei einer Unterversorgung entstehen Mangelerscheinungen und spezifische Krankheiten.

Mineralstoffe und Spurenelemente unterscheiden sich auch hinsichtlich der im Körper vorhandenen Menge.

Mineralstoffe sind in relativ großen Mengen im Körper vorhanden. Zu ihnen zählen die Mineralien, deren erforderliche Zufuhr über

$\boxed{100 \text{ mg/Tag}}$

liegt. Das sind:

- Calcium
- Phosphor
- Natrium
- Chlor
- Kalium
- Magnesium
- Schwefel

Spurenelemente sind in relativ kleinen Mengen im Körper vorhanden. Daher werden diejenigen Mineralien als Spurenelemente bezeichnet, deren erforderliche Zufuhr unter

100 mg/Tag

liegt. Die wichtigsten sind:

– Eisen	– Zink
– Jod	– Chrom
– Kupfer	– Fluor
– Mangan	– Nickel
– Molybdän	– Selen

Mineralien in der Ernährung

Heute sind durch die Forschung nur die Mengen der benötigten Mineralien bekannt, die erforderlich sind, um offensichtliche Mangelzustände zu vermeiden. Über die optimale Zufuhrhöhe weiß man nichts. Sie richtet sich sicherlich individuell nach dem Zustand des Körpers und der Art der sonst zugeführten Nahrung.

Menschen unterscheiden sich individuell in der Verdauungs- und Aufnahmefähigkeit des Darmes für Mineralien. In manchen Nahrungsmitteln sind Mineralien so „verschlossen", daß sie nicht herausgelöst und aufgenommen werden können. Durch manche Nahrungsmittelkombinationen werden Mineralien, die aus einem einzelnen Nahrungsmittel normalerweise problemlos aufgenommen werden können, plötzlich unverdaulich. Außerdem verfügt der Körper über Anpassungs- und Regulationsmechanismen, die eine hohe bzw. niedrige Zufuhr bis zu einem gewissen Grad auszugleichen vermögen.

Insgesamt sind heute noch zu viele Aspekte über die vielfältigen Funktionen der Mineralien unbekannt, als daß absolut exakte Ernährungsempfehlungen möglich wären.

Generell ist jedoch beachtenswert, daß, außer mit dem Harn und Stuhl, auch mit dem Schweiß viele dieser Stoffe verlorengehen. Deshalb ist eine adäquate Ernährung gerade für Menschen, die viel schwitzen – sei es wegen des Klimas, der harten Arbeit oder im Leistungssport – von besonderer Bedeutung.

Wie Sie aus Tabelle 27 ersehen, ist der Mineraliengehalt des Schweißes erheblich. Wer diesen regelmäßigen Verlust nicht ständig und ausreichend ausgleicht, wird einen Mangel erleiden, der sich in einem erheblichen Leistungsverlust niederschlägt. Mit der Zeit treten auch Mangelerkrankungen auf. Das beste Mittel zur Vorbeugung ist immer eine vollwertige, frische, gemischte Kost – nicht die heute so beliebt gewordenen Mineralstoff- oder Elektrolytdrinks. Bei einer guten Ernährung sind sie für normale Menschen überflüssig, bringen keinen Vorteil und kosten darüber hinaus viel Geld.

Bestandteil:	Circa-Gehalt in mg/l:
Natrium	1200
Chlorid	1000
Kalium	300
Calcium	160
Magnesium	36
Sulfat	25
Phosphat	15
Zink	1,2
Eisen	1,2
Mangan	0,06
Kupfer	0,06
Lactat	1500
Harnstoff	700
Ammoniak	80
Kohlenhydrate u. Vit. C	50
Brenztraubensäure	40

Tab. 27 Zusammensetzung des menschlichen Schweißes (nach *Konopka*)

Im folgenden werden die Mineralstoffe und einige der bedeutenden Spurenelemente detailliert behandelt, während auf einen Großteil der weniger wichtigen bzw. erforschten Spurenelemente nicht eingegangen wird. Über sie liegt noch nicht genug gut gesichertes Wissen vor, um dem Verbraucher spezielle Ratschläge geben zu können.

Natrium

Funktion

Die chemische Abkürzung von Natrium ist „Na". Natrium liegt hauptsächlich außerhalb der Körperzellen vor. Es ist an der Regulation des Wasserhaushalts und an den Druckverhältnissen der Körperflüssigkeiten beteiligt. Außerdem trägt Na zur Aufrechterhaltung des Säure-Basen-Gleichgewichts des Körpers bei, ist an der Nerven- und Muskelerregbarkeit beteiligt und aktiviert einige Enzyme. Außer über den Schweiß wird Na vor allem über den Harn ausgeschieden. Der Körper kann den Na-Gehalt des Blutes über die Niere gut regulieren: bei hoher Na-Zufuhr wird viel Na ausgeschieden, bei niedriger Zufuhr wird wenig ausgeschieden. In der Tagesbilanz entspricht die aufgenommene Menge ungefähr der ausgeschiedenen. Na wird meist in Verbindung mit Chlor (Cl) als NaCl (= Kochsalz) beschrieben.

Bedarf

Der Bedarf richtet sich nach dem Schweißverlust. Bei heißem Klima und bei körperlich anstrengenden Tätigkeiten steigt er stark an. Der Bedarf an Na pro Tag wird angegeben mit

| ca. | 3 g | unter Normalbedingung |
| bis | 15 g | unter Extrembedingung |

Mangelerscheinungen

Eine geringe Na-Konzentration, z. B. durch ständigen, hohen Schweißverlust oder andauernde Durchfälle, führt zu einer schlechten Wasserbindung und zu Übersäuerung. Der Körper entwässert (Dehydration), was zusätzlich den Verlust anderer Mineralien zur Folge hat. Es kommt zu gestörter Nieren- und Muskelfunktion, Muskelkrämpfen, Schwäche, Schwindel u. a.

Überschuß

Normalerweise ist eine Überdosierung ohne Auswirkung, da überschüssiges Na sofort von der Niere abfiltriert wird. Allerdings muß genügend Wasser im Körper sein, damit das Na mit Harn ausgeschieden werden kann.

Führt man längere Zeit hohe Na-Dosen zu, ohne genügend reines Wasser zur Ausschwemmung nachzutrinken, nimmt der Körper das gesamte Körperwasser, über das er verfügen kann, um das Natrium darin zu lösen und mit dem Harn auszuscheiden. Das führt mit der Zeit zu einer inneren Austrocknung des Körpers. Dies kommt im Alltagsleben nicht vor, konnte aber früher und kann bisweilen auch heute noch in extremen Situationen der Fall sein: Schiffbrüchige z. B., die kein Süßwasser zur Verfügung haben, trinken das salzige Meerwasser. Dieses enthält im Verhältnis zur hohen NaCl-Menge zuwenig Wasser, als daß der Körper damit das aufgenommene Natrium ausscheiden könnte. Es kommt zum Verdursten.

Vorkommen

Wir führen Na zum überwiegenden Teil in Verbindung mit Chlor (Cl) als Kochsalz (NaCl) zu. Außerdem ist es in praktisch jedem natürlichen Nahrungsmittel enthalten. Besonders natriumreich sind deshalb alle mit Salz konservierten Nahrungsmittel wie Salzhering, Pökelfleisch, Wurst, Käse usw. Hohen Salzgehalt findet man auch in Speisewürzen, Sojasoßen, Brühextrakten, Fertigsoßen und Dressings.

Milch (3,5% Fett)	48 mg
Brathuhn	82,5 mg
Kalbfleisch	96 mg
Rindfleisch	89 mg
Frankfurter Würstchen	778 mg
Mortadella	668 mg
Weizenkorn (volles Korn)	8 mg
Bohnen (weiß)	2 mg
Blumenkohl	16 mg
Möhren	60 mg
Spinat	65 mg
Apfel	3 mg
Banane	1 mg

Tab. 28 Natriumgehalt (mg) in 100 g verzehrbarem Anteil (ungekocht)

Praktische Ernährungsempfehlungen

Es herrscht der weitverbreitete Glaube, hoher Salzkonsum führe zu Bluthochdruck. Das ist *so* sicher nicht richtig und niemals bewiesen worden. **Der gesunde Mensch besitzt keine Kochsalzempfindlichkeit.** Dies trifft *nur* auf Menschen mit einer entsprechenden genetischen Veranlagung zu und in diesen Fällen kann wegen der Kochsalzempfindlichkeit dann durch hohen Salzverzehr Bluthochdruck ausgelöst werden. Diese Menschen sollten versuchen, die NaCl-Aufnahme so weit wie möglich zu reduzieren. Dies erreicht man durch Benutzung salzarmer Nahrungsmittel, die Verwendung von Kaliumsalzen als Kochsalzersatz, vermehrten Einsatz von natürlichen Küchenkräutern zum Würzen und einer hohen Zufuhr von kaliumreicher Kost wie Obst und Gemüse.

Gelegentlich wird vor dem angeblich so großen Na-Gehalt von Mineralwasser gewarnt. Das ist weit übertrieben. Nur 7% aller deutschen Mineralwässer enthalten mehr als 2 g Na pro Liter, 75% weniger als 1 g und 60% weniger als 0,4 g!

Chlor

Funktion

Chlor (Cl) ist in elementarer Form ein giftiges Gas. In der Verbindung mit Na als Kochsalz ist es lebensnotwendig. Es liegt hauptsächlich außerhalb der Körperzellen vor und reguliert den Flüssigkeitshaushalt des Körpers mit.

Im Magen kommt Cl in Verbindung mit Wasserstoff (H) vor. Dies ist nichts anderes als die bekannte Salzsäure bzw. Magensäure. Daneben hat Cl auch Anteil an der Aktivierung einiger Enzyme. Es wird über den Harn und Schweiß ausgeschieden.

Bedarf

Der Bedarf richtet sich nach dem Schweißverlust. In heißem Klima und bei körperlich anstrengenden Tätigkeiten steigt er stark an.
Der Bedarf an Cl pro Tag wird angegeben mit

ca. 4 g	unter Normalbedingung
ca. 18 g	unter Extrembedingung

Mangelerscheinungen

Hohe Cl-Verluste entstehen nicht nur durch Schwitzen sondern auch durch häufiges Erbrechen, da Cl als HCl (Salzsäure bzw. Magensäure) dem Körper verlorengeht. Ein Mangel führt zu Störungen des Säure-Basen-Haushalts.

Überschuß

Bei Gesunden ist eine Überdosierung ohne Auswirkungen, da Cl schnell über die Niere aus dem Blut gefiltert und mit dem Harn ausgeschieden wird. (Siehe auch Natrium.)

Vorkommen

Die Hauptquelle von Cl in unserer Ernährung ist Kochsalz (NaCl), ferner alle salzhaltigen Nahrungsmittel und anderen natürlichen Salze, wie z. B. Kaliumsalz (KCl). (Weiteres siehe Natrium.)

Milch (3,5% Fett)	102 mg
Brathuhn	85 mg
Kalbfleisch	74 mg
Rindfleisch	51 mg
Frankfurter Würstchen	1200 mg
Mortadella	920 mg
Weizen (volles Korn)	55 mg
Bohnen (weiß)	47 mg
Blumenkohl	29 mg
Möhren	61 mg
Spinat	54 mg
Apfel	2 mg
Banane	109 mg

Tab. 29 Chlorgehalt (mg) in 100 g verzehrbarem Anteil (ungekocht)

Salzhering	5,93 g
Roher Schinken	2,53 g
Edelpilzkäse	1,51 g
Mettwurst	1,09 g
Roggenbrot	0,52 g

Tab. 30 Kochsalzgehalt (g) pro 100 g verzehrbarem Anteil (ungekocht)

Praktische Ernährungsempfehlungen

Bei Magen-Darm-Infektionen mit starkem, lang anhaltendem Erbrechen muß auf eine schnelle Cl-Zufuhr geachtet werden. Das gleiche gilt für Menschen, die an Bulimie (krankhafte Freßanfälle mit anschließendem, selbst ausgelöstem Erbrechen) leiden.

Kalium

Funktion

Die chemische Abkürzung für Kalium ist K. Es liegt im Körper zu 90% innerhalb der Zellen vor und dient als Antipode von Na der Erhaltung der Flüssigkeitsverteilung. Na dient der Wassereinlagerung, K der Wasserausscheidung. Weiterhin ist Kalium beteiligt an der Übertragung von Nervenerregungen, an der Enzymaktivierung, am Aufbau energiereicher Substanzen und hilft bei der Energiefreisetzung aus den Nährstoffen mit. Besondere Bedeutung hat es für eine normale Muskeltätigkeit, vor allem am Herzen. Kalium wird über Stuhl, Harn und Schweiß ausgeschieden.

Bedarf

Der Bedarf richtet sich nach dem Schweißverlust. In heißem Klima und bei körperlich anstrengender Tätigkeit steigt er stark an.
Der Bedarf an K pro Tag wird angegeben mit

ca. 3 g	unter Normalbedingung
bis 7 g	unter Extrembedingung

Mangelerscheinungen

Durch kaliumarme Ernährung und bei hohen Kalium-Verlusten kommt es zu Herzrhythmusstörungen, Muskelschwäche, Muskelkrämpfen, Lungenversagen, Nierenversagen u. a.

Überschuß

Eine Überdosierung führt zur Muskellähmung und zu Herzrhythmusstörungen.

Vorkommen

Kalium ist vor allem enthalten in Obst, Gemüse, Hülsenfrüchten, Pilzen, Getreidekeimen, Nüssen, Trockenfrüchten u. a.

Sojabohnen	1740 mg
Weiße Bohnen	1310 mg
Aprikose, getrocknet	1175 mg
Weizenkeime	837 mg
Erdnüsse, geröstet	740 mg
Pfifferlinge	507 mg
Kartoffel	500 mg
Avocado	503 mg
Spinat	470 mg
Knäckebrot	436 mg
Banane	382 mg
Haferflocken	360 mg
Möhren	341 mg
Rote Bete	335 mg

Tab. 31 Kaliumgehalt (mg) pro 100 g verzehrbarem Anteil (ungekocht)

Praktische Ernährungsempfehlungen

Mit unserer heutigen Ernährungsweise – reichlich gesalzener Fertigkost und einem geringen Anteil an rohen Gemüsen und Obst – führen wir relativ wenig K im Vergleich zu Na zu. Kalium wird leicht durch Kochen von Gemüse ausgewaschen. Deshalb das Gemüse lieber im eigenen Saft garen oder das Kochwasser mitverwenden. Wenn Sie Herzpatient sind, sollten Sie keine Kaliumsalze (Kochsalzersatz) ohne Befragung Ihres Arztes verwenden!

Calcium

Funktion

Calcium, das chemisch mit Ca abgekürzt wird, hat entscheidende Bedeutung beim Aufbau von Knochen und Zähnen. Es ist mit einer Masse von ca. 1,5 kg beim Durchschnittsmenschen mengenmäßig das bedeutendste Mineral. Es ist am Aufbau von Zellmembranen beteiligt sowie an der Blutgerinnung. Ca ermöglicht die Aufnahme von Vitamin B_{12} und aktiviert Enzyme. An der Calciumwirkung sind Phosphor und Vitamin D mit angekoppelt.

Bedarf

Der Bedarf hängt ab vom Schweißverlust und vom Eiweißkonsum. In heißem Klima und bei körperlich anstrengender Tätigkeit, sowie bei hoher Eiweißzufuhr, in der Schwangerschaft und beim Stillen steigt er an.

Mineralstoffe

Der Bedarf an Ca pro Tag wird angegeben mit

ca. 1 g	unter Normalbedingung
ca. 3 g	unter Extrembedingung

Mangelerscheinungen

Bei einer Ca-Unterversorgung wird dem Knochen Ca entzogen, denn die Erhaltung des Ca-Blutspiegels ist für vitale Funktionen des Körpers (Herz-Kreislauf) wichtiger als das Skelettsystem. Es kommt zur Entkalkung der Knochen (Osteoporose) mit Neigung zu Knochenbrüchen und Verkrümmung der Wirbelsäule (alte Menschen)! Des weiteren kommt es zu Muskellähmungen und spontanen Blutungen. Im Kindesalter führt Ca-Mangel zu Wachstumsstörungen (Rachitis).

Überschuß

Bei langdauernder Überdosierung kommt es zu Lethargie, Erschöpfung, gestörter Eisen-, Zink- und Manganresorption und zu Calciumablagerungen, z. B. als Nieren- und Blasensteine.

Vorkommen

Die mit Abstand wichtigsten Calcium-Lieferanten in unserer Nahrung sind die Milch und ihre Produkte. ½ Liter Milch pro Tag deckt bereits 50% des Calciumbedarfes eines Erwachsenen. Des weiteren ist Calcium – allerdings in relativ viel geringeren Konzentrationen – in grünen Blattgemüsen, Sojabohnen, Hülsenfrüchten, Zitrusfrüchten u. a. enthalten.

Emmentaler	1180 mg
Tilsiter	858 mg
Sojabohnen	257 mg
Mandeln	234 mg
Grünkohl	230 mg
Magerjoghurt	143 mg
Entrahmte Milch	123 mg
Weiße Bohnen	106 mg
Broccoli	113 mg
Milch (3,5%)	120 mg
Quark (40% i. Tr.)	98 mg

Tab. 32 Calciumgehalt (mg) in 100 g verzehrbarem Anteil (ungekocht)

Praktische Ernährungsempfehlungen

Vor einigen Jahren kam eine neue Modebewegung aus den USA zu uns – das Einnehmen von Calciumpräparaten. Sie sind teuer und ihre Wirksamkeit ist bisweilen zweifelhaft. Schon 100 g Käse decken den Tagesbedarf ab. Trinken Sie jeden Tag mindestens ½ Liter Milch, entweder zu Ihren Mahlzeiten oder als Zwischenmahlzeit. Sollten Sie keine Milch vertragen, können Sie auf Sauermilchprodukte ausweichen.

Phosphor

Funktion

Phosphor, chemisch mit P abgekürzt, hat – in Zusammenwirkung mit Calcium – Bedeutung beim Aufbau von Knochen und Zähnen. Des weiteren ist er an der Energieproduktion und -übertragung aus den Nährstoffen beteiligt. Phosphor hat außerdem Anteil am Aufbau von Zellmembranen, vielen Enzymen und der genetischen Information im Zellkern (DNA, RNA) und wirkt bei der Aufrechterhaltung des Säure-Basen-Haushalts mit. P ist mengenmäßig das Mineral mit dem zweithöchsten Anteil im Körper (ca. 700 g).

Bedarf

Der Bedarf richtet sich nach den Umständen. In heißem Klima, bei körperlich anstrengender Tätigkeit und durch jede Art der Muskelarbeit sowie durch Schwangerschaft und Stillen erhöht sich der Bedarf. Der Phosphor-Bedarf pro Tag wird angegeben mit

ca. 1 g	unter Normalbedingung
bis 3 g	unter Extrembedingung

Mangelerscheinungen

Eine Unterversorgung führt auf Dauer zu Schwäche, Müdigkeit, Gliederschmerzen, Knochenschmerzen, gestörtem Knochenstoffwechsel u. a.

Überschuß

Eine Überdosierung von Phosphor führt zu einem gestörten Calcium-Phosphor-Gleichgewicht, was sich in einem relativen Calcium-Mangel und dessen Symptomen auswirkt. (Siehe auch Calcium-Mangel.)

Vorkommen

Nahrungsmittel, die Calcium und Eiweiß enthalten, führen auch Phosphor mit sich. Besonders reichlich ist Phosphor enthalten in Getreidevollkornprodukten, Getreidekeimen, Milch, Käse, Fleisch, Leber, Fisch usw.

Weizenkeime	1100 mg
Emmentaler	860 mg
Sojabohnen	591 mg
Mandeln	500 mg
Haferflocken	405 mg
Rinderleber	352 mg
Seelachs	300 mg
Magermilch	97 mg

Tab. 33 Phosphorgehalt (mg) pro 100 g verzehrbarem Anteil (ungekocht)

Praktische Ernährungsempfehlungen

Lange und häufige Anwendung von Mitteln, die die Magensäure binden, führt zu einem Phosphor-Mangel. Deshalb sollte man in dieser Situation den Arzt konsultieren und auf eine calcium-, phosphor- und eiweißreiche Ernährung besonders achten.

Magnesium

Funktion

Magnesium, mit Mg abgekürzt, kommt überwiegend in der Zelle vor und ist dort nach Kalium das zweitwichtigste Mineral. Es hat dort eine wichtige Rolle im Eiweiß- und Kohlenhydratstoffwechsel. Des weiteren hat es Anteil am Knochenaufbau- und -wachstum. Es aktiviert viele Enzyme und hilft, energiereiche Substanzen aufzubauen. Magnesium ist außerdem an der Leitung von Nervenimpulsen beteiligt und dient der Kälteanpassung.

Bedarf

Der Bedarf richtet sich nach den Umständen. In heißem Klima, bei körperlich anstrengender Tätigkeit, in der Schwangerschaft, beim Stillen und bei calcium-, phosphor- und eiweißreicher Nahrung sowie bei hohem Alkoholkonsum ist der Bedarf erhöht.
Der Magnesium-Bedarf pro Tag wird angegeben mit

ca. 350 mg	unter Normalbedingung
ca. 750 mg	unter Extrembedingung

Mangelerscheinungen

Eine Unterversorgung führt zu Muskelschwäche und Muskelkrämpfen, Herzrhythmusstörungen, Schlaflosigkeit, Zittern u. a. mehr. Magnesiummangel in der Schwangerschaft kann Mißbildungen zur Folge haben. Mangelzustände können bei lang anhaltenden Durchfällen, Alkoholmißbrauch und unter Anwendung von Entwässerungsmitteln auftreten.

Überschuß

Durch chronische Überdosierung kann es zu einer Störung des Nervensystems in Folge eines gestörten Calcium-Magnesium-Gleichgewichts kommen. In neuerer Zeit werden hohe, „therapeutische" Dosen von Magnesium in Form von Spezialpräparaten erfolgreich zur Vorbeugung und Behandlung von Herzkrankheiten (als natürlicher Calcium-Antagonist) eingesetzt.

Vorkommen

Magnesium kommt als Bestandteil des grünen Blattfarbstoffes Chlorophyll in allen grünen Gemüsen vor und relativ hoch konzentriert in Nüssen. In den meisten übrigen Nahrungsmitteln ist es nur in Spuren enthalten.

Cashew-Nuß	270 mg	Spinat	58 mg
Mandeln	252 mg	Banane	36 mg
Sojabohnen	247 mg	Grünkohl	34 mg
Bierhefe	230 mg	Broccoli	24 mg
Seezunge	73 mg	Rosenkohl	22 mg

Tab. 34 Magnesiumgehalt (mg) pro 100 g verzehrbarem Anteil (ungekocht)

Praktische Ernährungsempfehlungen

Die landwirtschaftlich genutzten Böden verarmen langsam an Magnesium, da sie keine entsprechende Düngung erhalten.
Neben einer gemüse- und salatreichen Ernährung kann man die Magnesiumzufuhr noch durch Gebrauch von speziellem magnesiumreichem Meersalz und durch Verwendung magnesiumreicher Mineralwässer (auf das Etikett achten!) steigern.

Schwefel

Schwefel, chemisch mit S abgekürzt, ist Baustein jedes Eiweißes. Er bildet chemische Schwefelbrücken zwischen den verschiedenen Aminosäuren und ist deshalb für die äußere Form und Festigkeit von Eiweißstrukturen mitverantwortlich. Die Festigkeit von Haaren, Nägeln und der Haut ist z. B. von Schwefel abhängig. Über den Schwefelbedarf und Mangelerscheinungen ist bis heute nichts Näheres bekannt. Durch eine Eiweißunterversorgung kommt es automatisch immer zu einem Schwefelmangel.

Eisen

Funktion

Eisen, chemisch mit Fe abgekürzt, ist entscheidend am Aufbau des roten Blutfarbstoffes (Hämoglobin) und des Muskelfarbstoffes (Myoglobin) beteiligt. Sauerstoff wird an Eisen gebunden in den roten Blutkörperchen zu den Körperzellen transportiert und dort abgeladen. Mit Sauerstoff beladenes Blut, also das Blut, das in den Arterien transportiert wird, ist hellrot. Nach Abgabe des Sauerstoffs an die Zellen ist das Blut hingegen dunkelrot. Dieses dunkelrote Blut wird in den Venen transportiert.
Eisen ist außerdem Bestandteil von Enzymen und anderen Eiweißkörpern.

Bedarf

Das meiste Eisen in unserer Nahrung (ca. 90%) kann vom Körper nicht aufgenommen werden. Langstreckenläufer, vor allem Marathonläufer, scheinen durch eine starke mechanische Zerstörung der roten Blutkörperchen im Fußbereich einen erhöhten Eisenbedarf zu haben. Dazu kommt ein Mehrbedarf durch Schweißverlust. Frauen haben ebenfalls einen erhöhten Eisenbedarf, da sie bei der monatlichen Blutung Eisen verlieren. Der Bedarf pro Tag wird angegeben mit:

ca. 15 mg	unter Normalbedingung
bis 35 mg	unter Extrembedingung

Mangelerscheinungen

Die typische Mangelerscheinung ist die Blutarmut infolge einer verminderten Bildung von rotem Blutfarbstoff. Die Folge davon sind Müdigkeit, Schwäche, blasse Hautfarbe, Anämie, Kurzatmigkeit und Sauerstoffunterversorgung. Die Bedarfsdeckung ist in der Bundesrepublik besonders bei Frauen im gebärfähigen Alter und während der Schwangerschaft allgemein kritisch. Auch junge Männer zeigen oft ernste Anzeichen von Eisenmangel, obwohl theoretisch die durchschnittliche Zufuhr als ausreichend gilt.

Überschuß

Durch eine langdauernde Überdosierung, was praktisch nur über Präparate zu erreichen ist, kommt es zu giftig wirkenden Ablagerungen in Leber, Herz und Pankreas. Dies ist auch als Eisenspeicherkrankheit bekannt. Es kommt dann zu Zerstörungen der roten Blutkörperchen und zu akuter Gelbsucht (Hepatitis).

Vorkommen

Eisen ist reichlich enthalten in Fleisch, Leber, Niere, Vollkornprodukten, grünen Gemüsen, Pilzen etc.

Schweineleber	22,1 mg
Kalbsleber	10,2 mg
Schweineniere	10,0 mg
Weizenkeime	8,1 mg
Knäckebrot	5,0 mg
Spinat, Brunnenkresse	3,0 mg
Roggenschrotbrot	3,0 mg
Pfifferlinge	6,5 mg
1 Eigelb	1,2 mg

Tab. 35 Eisengehalt (mg) pro 100 g verzehrbarem Anteil (ungekocht)

Praktische Ernährungsempfehlungen

Eisen wird aus tierischen Nahrungsmitteln besser aufgenommen als aus pflanzlichen. In einer Mahlzeit, die aus pflanzlichen Produkten *und* auch aus tierischer Nahrung besteht, wird das Eisen aus den Pflanzen besser aufgenommen. Dies ist ein weiteres wichtiges Argument für eine Mischkost. Ein ähnlich positiver Effekt entsteht, wenn Vitamin C reichlich in der Mahlzeit enthalten ist. Das spricht z. B. für Obst als Nachspeise oder für einen Fruchtsaft als Getränk. Tee hingegen blockiert die Eisenaufnahme im Darm.

Jod

Funktion

Jod, chemisch mit J abgekürzt, ist Bestandteil des Schilddrüsenhormons und ist in dessen Stoffwechselaktivität mit einbezogen. Es ist darüber hinaus für die Zeugungsfähigkeit wichtig.

Bedarf

Der Bedarf pro Tag wird angegeben mit

ca. 0,15 mg	unter Normalbedingung
bis 0,48 mg	unter Extrembedingung

Mangelerscheinungen

Das typische Bild einer Jod-Mangelerscheinung – die übrigens sehr häufig auftritt – ist der Kropf. Jod-Mangel führt zu einer verminderten Schilddrüsenhormonbildung mit deren Folgen. Bei Neugeborenen kommt es zu einem zurückgebliebenen Wachstum, zu Schwachsinn sowie zu vergrößerten Lippen und einer vergrößerten Zunge.
Ca. 15% der Bevölkerung leiden unter Jodmangel.

Überschuß

Schädigende Nebenwirkungen einer chronischen Jod-Überdosierung sind zwar nicht bekannt, aber durchaus denkbar.

Vorkommen

Jod ist hauptsächlich im Meerwasser und, als Folge davon, in küstennahen Böden enthalten. Von dort gelangt es in die Pflanzen und Nahrungsmittel. In jodarmen Gegenden, wie z. B. in den Alpengebieten, tritt typischerweise der Kropf, die vergrößerte Schilddrüse, als Jodmangelkrankheit auf. Jod ist reichlich in allen Meerestieren, Algen, aber auch in geringen Mengen in Milch enthalten.

Scholle	30 µg
Thunfisch	20 µg
Rotbarsch	74 µg
Kabeljau	100 µg
Miesmuscheln	130 µg
Schellfisch	320 µg
Brunnenkresse	18 µg
10 g (1 EBl.) Lebertran	84 µg
½ Liter Vollmilch	20 µg

Tab. 36 Jodgehalt (µg) in 100 g verzehrbarem Anteil (ungekocht)

Praktische Ernährungsempfehlungen

Verwenden Sie routinemäßig in Ihrem Haushalt jodiertes Speisesalz oder Meeressalz.

Zink

Funktion

Zink, das chemisch mit Zn abgekürzt wird, hat zwar nur einen Gesamtbestand von ca. 2 g im Körper, ist jedoch Bestandteil von ca. 100 Enzymen und deren Reaktionen. Es ist in die Struktur der Knochen mit einbezogen, wirkt bei der Bildung von Zellinformationsmaterial (DNA) und bei der Eiweißsynthese mit. Es beeinflußt die Insulinfunktion und ist schließlich auch am Immunsystem und der Wundheilung beteiligt.

Bedarf

Der Bedarf pro Tag wird angegeben mit

ca. 15 mg	unter Normalbedingung
bis 40 mg	unter Extrembedingung

Mangelerscheinungen

Eine Unterversorgung führt zu Wachstumsstörungen, gestörter Wundheilung, Keimdrüsenschwund, Hautveränderungen, Appetitlosigkeit und Geschmacksverlust. Mangelerscheinungen sind dort beobachtet worden, wo keine tierischen Produkte konsumiert werden.

Überschuß

Eine Überdosierung mit Zink führt zu schwersten Vergiftungserscheinungen wie Schwindel, Schwäche, Lethargie, Muskelkoordinationsschwund, Nierenversagen, Anämie u. a.

Vorkommen

Zink kommt in allen tierischen Nahrungsmitteln vor, vor allem aber in Austern, Hering, Fleisch, Leber, Milch, Eiern und im Getreidekorn.

Rindfleisch (reines Muskelfleisch)	4,2 mg
Kalbfleisch (reines Muskelfleisch)	3,0 mg
Camembertkäse	2,7 mg
Quark (40% i. Tr.)	0,5 mg
Reis (poliert)	0,5 mg
Weizen (volles Korn)	4,1 mg
Erbsen (trocken)	3,8 mg

Tab. 37 Zinkgehalt (mg) pro 100 g verzehrbarem Anteil (ungekocht)

Praktische Ernährungsempfehlungen

Menschen, die strenge Vegetarier (Veganer) sind, jegliches tierisches Produkt meiden und dafür Getreide-Vollkornprodukte – die eigentlich sehr zinkhaltig sind – als Hauptnahrungsmittel haben, können trotzdem leicht einen Zinkmangel erleiden: Die Zellulose und die Phytinsäure im Getreidekorn bilden mit dem Zink einen Komplex, so daß Zink im Darm nicht aufgenommen werden kann.

Kupfer

Funktion

Kupfer, chemisch mit Cu abgekürzt, ist an der Bildung der roten Blutkörperchen (Erythrozyten) beteiligt, ist Teil verschiedener Enzyme für Zellwachstum und Zellatmung und an der Aktivierung verschiedener anderer Enzyme des Stoffwechsels beteiligt.

Bedarf

Der Bedarf pro Tag wird angegeben mit

ca. 2 mg	unter Normalbedingung
bis 5 mg	unter Extrembedingung

Mangelerscheinungen

Eine Unterversorgung tritt extrem selten auf. Sie kann dann zu Anämie führen sowie Stoffwechselstörungen, Wachstumsstörungen und Haut- und Haarveränderungen bewirken.

Überschuß

Eine Überdosierung von Kupfer führt zu Durchfall und Erbrechen.

Vorkommen

Kupfer ist in fast allen Nahrungsmitteln enthalten, vor allem aber im Getreidekorn, in Fisch, Fleisch, Innereien, Gemüsen, Hülsenfrüchten, Obst etc.

Rindfleisch (reines Muskelfleisch)	0,6 mg
Kalbfleisch (reines Muskelfleisch)	0,2 mg
Camembertkäse	0,06 mg
Quark (40% i. Tr.)	0,1 mg
Reis (unpoliert)	0,13 mg
Weizen (volles Korn)	0,63 mg
Erbsen (trocken)	0,74 mg

Tab. 38 Kupfergehalt (mg) pro 100 g verzehrbarem Anteil (ungekocht)

Praktische Ernährungsempfehlungen

Vorsicht vor rohen Kupfertöpfen! Das Kochen von säurehaltigen Nahrungsmitteln in solch einem Geschirr kann Kupfer herauslösen und zu giftigen Kupferkonzentrationen in den Speisen führen!

Fluor

Funktion

Fluor, chemisch mit F abgekürzt, wird in Knochen und Zähne eingebaut und dient dort der Härte und Festigkeit. Fluor wirkt vorbeugend gegen Karies und Knochenentkalkung.

Bedarf

Der Bedarf pro Tag wird angegeben mit

ca. 1 mg	unter Normalbedingung

Ein Mehrbedarf unter Extrembedingung ist nicht bekannt.

Mangelerscheinungen

Durch eine Unterversorgung kommt es zu massivem Kariesbefall und wahrscheinlich zu relativ früh einsetzender Knochenentkalkung (Osteoporose) mit Neigung zu Knochenbrüchen.

Überschuß

Eine Überdosierung tritt erst auf, wenn eine Menge von 20 bis 80 mg Fluor täglich über mehrere Jahre zugeführt wird. Als Folge kommt es zu Zahn- und Knochenschäden und zu Verkalkungen an Organen.

Vorkommen

Das Leitungs- bzw. Trinkwasser ist die Hauptquelle für Fluor. In der Nahrung ist nur wenig enthalten, hier vor allem in Fisch, Hirse, Tee und Mineralwässern. In manchen Gegenden, in denen das Wasser sehr fluorarm ist, wird es künstlich dem Trinkwasser beigemengt.

Heringsfilet, in Tomatensauce	2,15 mg
Kabeljau (Dorsch)	0,70 mg
Lachs	0,58 mg
Walnuß	0,70 mg
Sojabohnen	0,36 mg
Rindfleisch, mager	0,20 mg
Spinat	0,10 mg

Tab. 39 Fluorgehalt (mg) pro 100 g verzehrbarem Anteil (ungekocht)

Praktische Ernährungsempfehlungen

Hirse kann eine köstliche Alternative zu den üblichen Speisebeilagen Reis, Kartoffeln oder Nudeln sein. Informieren Sie sich über die Hirsezubereitung in den arabischen Ländern (Couscous). Es gibt auch bei uns spezielle Hirse-Kochtöpfe zu kaufen.
Verwenden Sie fluorreiche Mineralwässer.

Übersicht

Tabelle 40 faßt noch einmal das Wichtigste zum Thema „Mineralstoffe und Spurenelemente" in einem Überblick zusammen.

Bezeichnung	Aufgaben, Mitwirkung u. a. bei:	Mangelerscheinungen u. a.:	Vorkommen in Lebensmitteln u. a. in:	tägl. Bedarf des Erwachsenen (ca.)
Natrium (Na)	Aufrechterhaltung des osmotischen Drucks, Enzymaktivierung; Natriumchlorid = Kochsalz	gestörter Wasserhaushalt, Dehydration, Muskelkrämpfe, Muskel- und Nervenfunktionsstörungen	Kochsalz, Räucherwaren, gesalzenen Produkten, Käse, Brot, Wurst, Konserven, Fertiggerichten	5 g
Chlor (Cl)	als Natriumchlorid Regelung des Wasserhaushalts; Magensalzsäurebildung	wie Natrium; Säuredefizit im Magen → Verdauungsstörungen	Kochsalz, Räucherwaren, gesalzenen Produkten, Käse, Brot, Wurst, Konserven, Fertiggerichten	5 g
Kalium (K)	Beteiligt an Flüssigkeitshaushalt, Muskelkontraktion, Nervenerregungsübertragung, Enzymaktivierung, Energiefreisetzung	Herzrhythmusstörungen, Muskelkrämpfe, -schwäche, Nieren- und Lungenversagen	Gemüse, Hülsenfrüchten, Salat, Obst, Pilzen, Weizenkeimen, Nüssen, Bananen, Trockenfrüchten	3 g

Übersicht 105

Bezeichnung	Aufgaben, Mitwirkung u. a. bei:	Mangelerscheinungen u. a.:	Vorkommen in Lebensmitteln u. a. in:	tägl. Bedarf des Erwachsenen (ca.)
Calcium (Ca)	Knochen- und Zahnbaustein, Nervenerregung, Muskelkontraktion; Blutgerinnung, Enzymaktivierung; Zusammenspiel mit Phosphor, Vitamin D und B_{12}	Knochenwachstumsstörungen, Rachitis, Demineralisierung von Knochen, Knochenbrüchigkeit, Osteoporose, Muskellähmung, spontane Blutungen	Milch, Milchprodukten, Käse, Nüssen, Hülsenfrüchten, Gemüse	1 g
Phosphor (P)	Knochen- und Zahnbaustein; Energiegewinnung und -übertragung; Bestandteil der Nukleinsäuren, Zellmembranen und von Enzymen; Säure-Basen-Haushalt	Knochenstoffwechselstörungen, Schwäche, Gliederschmerzen, Müdigkeit	Milch, Milchprodukten, Vollkorn, Weizenkeimen, Nüssen, Fisch, Fleisch, Leber	1 g
Magnesium (Mg)	Knochenwachstum und -aufbau, Enzymaktivierung, Nervenimpulsleitung, Energiestoffwechsel, Eiweißaufbau, Kälteanpassung	Muskelschwäche, Krämpfe, Herzrhythmusstörungen, Zittern, Schlaflosigkeit	grünen Pflanzen, Hülsenfrüchten, Nüssen, Gemüse, Salat, Milch, Hefe	400 mg
Eisen (Fe)	Aufbau des Blutfarbstoffes (Hämoglobin) und des Muskelfarbstoffes (Myoglobin); Sauerstofftransport; Enzymbestandteil	Anämie, Blässe, Müdigkeit, Kurzatmigkeit, Schwäche, Sauerstoffmangel	Leber, Fleisch, Weizenkeimen, Vollkorn, grünem Gemüse, Pilzen	18 mg
Jod (J)	Bestandteil der Schilddrüsenhormone, Stoffwechselregulation, Fortpflanzung	Kropf, Schilddrüsenhormonmangel, bei Säuglingen → zurückgebliebenes Wachstum, Schwachsinn	Seefisch, Meerestieren, Leber, jodiertem Speisesalz, Milch	150 µg
Fluor (F)	Zahnfestigkeit, Kariesschutz, Enzymhemmung	Karies	Fisch, Muscheln, Fleisch, Nüssen, Gemüse, Pilzen, Eiern	1 mg

Tab. 40 Aufgaben, Vorkommen, Mangelerscheinungen und Bedarf ausgewählter Mineralstoffe und Spurenelemente

7. Kapitel
Wasser

Allgemeines

Wasser ist, und das mag viele überraschen, unser wichtigster Nährstoff. Die Bedeutung wird oft übersehen, wahrscheinlich weil es, wie die Luft, fast überall und reichlich vorhanden ist. Welche entscheidenden Konsequenzen für eine Gesellschaft entstehen, wenn Wasser knapp ist, kann man an den Problemen in vielen Ländern der „Dritten Welt" erkennen. Durch mangelndes Wasser ist die Nahrungsproduktion automatisch eingeschränkt und Mangelerscheinungen, Unterernährung und Hungertod sind die Folge.

Wie wichtig für das Individuum Mensch Wasser tatsächlich ist, läßt sich auch leicht an folgendem realitätsnahem Beispiel erläutern: Der Mensch kann relativ problemlos Hungerperioden von 30 bis 40 Tagen durchleben. Bekommt er allerdings nichts zu trinken, so treten nach 2–3 Tagen sehr schwere Krankheitsbilder des Verdurstens auf und nach spätestens 7 Tagen tritt der Tod ein.

Wasser ist ein anorganisches Molekül, das aus zwei Atomen Wasserstoff (H_2) und einem Atom Sauerstoff (O) zusammengesetzt ist. Der menschliche Körper besteht zu ca. 60% seines Gewichtes aus Wasser. Der Wassergehalt muß immer konstant bleiben, um das optimale Funktionieren des Körpers zu garantieren. Das Organ, das den Wasserhaushalt regelt, ist die Niere. Sie scheidet Wasser aus oder hält es zurück, je nachdem, wie der Körper es verlangt.

Wir benötigen 2–3 Liter Wasser am Tag, das sind 2–3 Kilo – eine Masse, die ungefähr um das Zehnfache höher liegt als unsere Nährstoffzufuhr über feste Nahrungsmittel. Das bedeutet aber nicht, daß wir unter normalen Bedingungen 2–3 Liter tatsächlich trinken müssen. Unsere Nahrungsmittel enthalten ebenfalls reichlich Wasser und in unserem Stoffwechsel entsteht als Endprodukt von biochemischen Reaktionen auch Wasser. Somit ergibt sich unsere tägliche Wasserzufuhr einerseits aus den Getränken und andererseits aus dem Wassergehalt der Nahrungsmittel.

Allgemeines – Durstgefühl

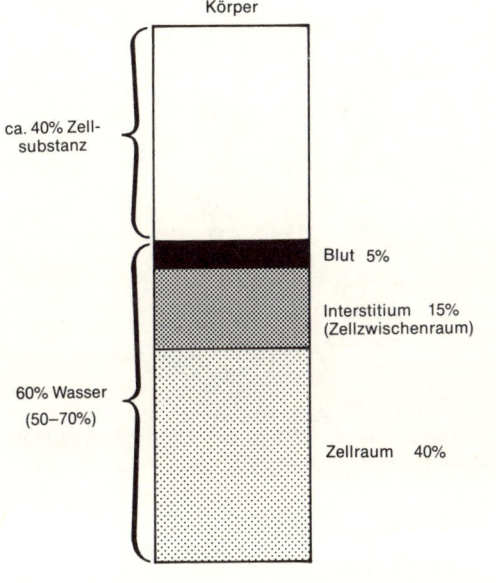

Abb. 8 Der menschliche Körper besteht zu ca. 60% aus Wasser. Dabei gibt es individuelle Unterschiede, die sich innerhalb einer Spannbreite von 50%–70% bewegen.

Durstgefühl

Die Wasserzufuhr wird im allgemeinen über unser Durstgefühl reguliert. Wenn unser Körper Wasser benötigt, trinken wir, weil wir Durst verspüren. Das Durstgefühl wird über zwei Mechanismen gesteuert:
Der eine ist der Mund. Wenn dem Körper Wasser fehlt – was nichts anderes bedeutet, als daß das Blut zu konzentriert ist – wird das Wasser aus physiologisch relativ unwichtigen Gebieten, wie z. B. dem Mundspeichel, abgezogen und dem Blut zugeführt. Dadurch wird der Mund trocken und wir verspüren Durst.
Der zweite Mechanismus wird über das Gehirn gesteuert. Dort tasten Zellen die Salzkonzentration des Blutes ab. Liegt die Konzentration zu hoch, melden sie den Zustand an andere Gehirngebiete, die wiederum Alarm schlagen: Die Konzentration ist zu hoch, das Blut muß verdünnt werden – wir bekommen Durst. Wird der Reiz nicht beantwortet, kommt es bald zu einem starken, fast unstillbaren Verlangen – so daß der Mensch fast bis zur Unzurechnungsfähigkeit bereit ist, unter jeden Umständen eine Wasserquelle zu erreichen.

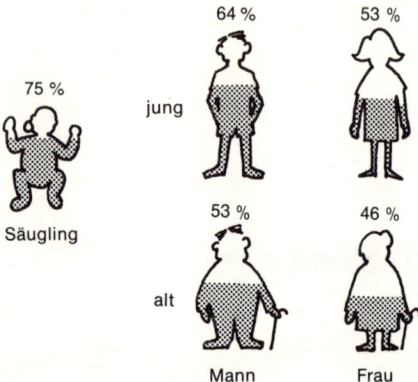

Abb. 9 Unterschiede des Wassergehalts nach Alter und Geschlecht. Mit zunehmendem Alter nimmt der Wassergehalt ab, Frauen haben generell einen geringeren Wassergehalt als Männer.

Funktion

Wasser, chemisch mit H_2O abgekürzt, ist das allgemeine Lösungs- und Transportmittel in unserem Körper. Darin enthaltene Nährstoffe werden zu den Zellen gebracht, Stoffwechselprodukte weitertransportiert und giftige Endprodukte mit Wasser über die Nieren als Harn ausgeschieden. Wasser ist der Hauptbestandteil des Blutes, des Schweißes und des Urins und hat eine Schlüsselstellung bei den verschiedensten Regulationsvorgängen im Körper. So dient es z. B. der Aufrechterhaltung der Körpertemperatur. Durch Schwitzen, d. h. durch Verdunstung von Wasser an der Körperoberfläche, entsteht Verdunstungskälte. Der Körper schützt sich damit gegen eine Überhitzung. Bei Kälte zieht sich die Haut zusammen, die Schweißdrüsen stellen ihre Produktion ein, die Körperoberfläche verkleinert sich und der Körper kann seine Innenwärme besser aufrechterhalten.

Ein Teil des Körperwassers befindet sich in den Zellen, ein Teil zwischen den Zellen und ein anderer Teil im Blut- und Lymphgefäßsystem. Die Verteilung des Wassers zwischen den Geweben und dem Gefäßsystem wird durch das Prinzip der „Osmose" gelenkt, woran allen voran die Mineralien Natrium, Kalium, gewisse Spurenelemente und gewisse Eiweißstoffe beteiligt sind. Die Aufrechterhaltung der erforderlichen Flüssigkeitsverteilung ist absolut lebensnotwendig.

Bedarf

Der tägliche Wasserbedarf richtet sich nach dem täglichen Wasserverlust, der durch Abatmen über die Lunge, durch Schwitzen über die Haut und durch das Ausscheiden von Harn und Stuhl entsteht. Ein Erwachsener benötigt in unserem gemäßigten Klima bei leichter körperlicher Arbeit ca. 2,5 Liter Wasser pro Tag. Der Wasserbedarf bei anstrengender, schweißtreibender Arbeit, durch Sport und in extremem Klima kann beträchtlich höher ausfallen. Im Leistungssport können bis zu 3 Liter Wasser pro Stunde über Atemluft und Schweiß verlorengehen. Hier muß entsprechend mehr Wasser nachgeführt werden.

Normalerweise reguliert unser Durstgefühl eine ausreichende Wasserzufuhr. In Extrembedingungen jedoch neigt unser Durstgefühl dazu, uns weniger Wassermangel zu signalisieren, als tatsächlich vorhanden ist.

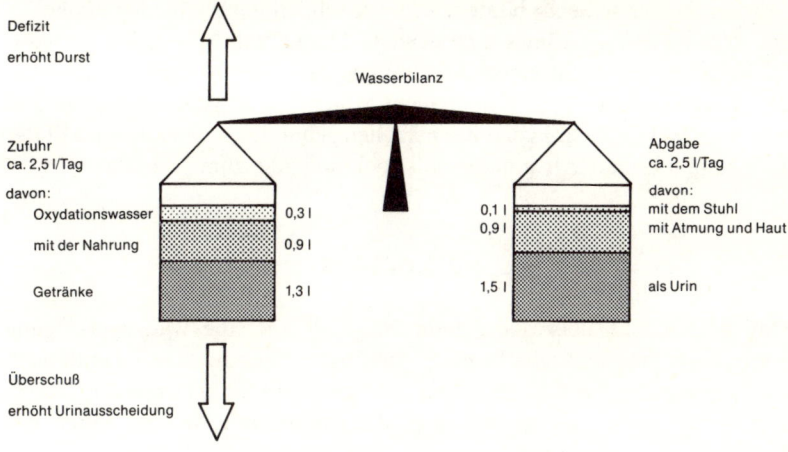

Abb. 10 Wasserbilanz des Körpers

Mangelerscheinungen

Wassermangel führt zu Durst. Über die Haut und den Atem geht ständig, also auch im Schlaf, Wasser verloren. Die Körperfunktionen und die Leistungsfähigkeit erleiden schon bei Verlusten von 1–2 Litern erste Einbußen, die bei vermehrtem Wasserverlust immer drastischer werden. Schwäche, Schwindel, Schmerzen und Koordinationsschwierigkeiten treten auf. Bei

extremem Wassermangel – der auch als „Dehydration" bezeichnet wird –
d. h. wenn also 10 und mehr Liter Wasser dem Körper fehlen, kommt es zu
schwersten Ausfallerscheinungen, die bald zum Tod führen.

Überschuß

Beim Gesunden führt zuviel aufgenommenes Wasser schnell zu einer erhöhten Ausscheidung über die Niere, so daß das Körperwasser schnell reguliert wird. Beim Herz- oder Nierenkranken kann zuviel Wasser unter Umständen zu Wasserablagerungen im Gewebe und zu Bluthochdruck führen.

Gefährlich ist das Trinken von reinem Wasser, z. B. destilliertem Wasser, da es keine gelösten Mineralien mehr enthält. Der Körper kann solch elektrolytfreies Wasser schlecht binden. Es wird schnell ausgeschieden, wobei es aus dem Körper allerdings eine gewisse Menge von Mineralien mitreißt. Dadurch kommt es zu einem Mineralienentzug. Bei weiterer Zufuhr von destilliertem Wasser werden noch mehr Mineralien ausgeschwemmt, so daß bald kein Wasser mehr in den Körperzellen gebunden werden kann. Mit der Zeit kommt es zu einer inneren Austrocknung, die zum Tod führt.

Vorkommen

Das Trinkwasser, über das wir im Haushalt über die Wasserversorgung verfügen, ist physikalisch-chemisch gereinigtes Grundwasser. Es muß nach dem Gesetz klar, farblos, geruchlos und frei von krankmachenden Mikroorganismen sein. Zusätze, wie z. B. die Chlorierung, werden durch das Lebensmittelgesetz geregelt.

Mineralwässer sind natürliche, reine Tiefenwässer, die aus natürlichen oder künstlich erschlossenen Quellen an die Oberfläche gelangen. In Schichten zwischen einigen hundert und tausend Metern Tiefe der Erde befinden sich unvorstellbar große Wassermengen. Auf den langen Wanderungen durch die Gesteinsschichten löst das Wasser zahlreiche, für uns so wertvolle Mineralien und Gase (Kohlensäure) aus der Erde und dem Gestein heraus und nimmt diese in gelöster Form auf. Die Beschaffenheit des hervorquellenden Mineralwassers ist je nach Quelle unterschiedlich und hängt von seiner geologischen „Vergangenheit" und Herkunft ab.

Mit der festen Nahrung führen wir im Schnitt ca. 1 Liter Wasser zu. Diese Menge ist mehr oder weniger sichtbar in den Nahrungsmitteln enthalten. Ein saftiger Apfel z. B. enthält offensichtlich einen hohen Anteil an Wasser – im Vergleich zu einem Stück Hartkäse. Somit ist deutlich, daß wir uns über die Nahrung auch zu einem erheblichen Teil mit Wasser versorgen. Tabelle 41 enthält Angaben über den Wassergehalt einiger wichtiger Nahrungsmittel:

Milch (3,5%)	87,6 g
Süßrahm (30% Fett)	62,0 g
Speisequark (40% i. Tr.)	71,8 g
Camembert (45% i. Tr.)	43,9 g
Emmentaler (45% i. Tr.)	34,9 g
Butter	15,3 g
Margarine	18,3 g
Kabeljau	81,8 g
Brathuhn	72,7 g
Kalbfleisch	75,0 g
Rindfleisch	60,0 g
Schweinefleisch	45,0 g
Weizen (volles Korn)	13,2 g
Weißbrot	13,9 g
Bohnen (weiß)	11,6 g
Blumenkohl	91,7 g
Kartoffel	78,0 g
Spargel	93,7 g
Apfel	85,0 g
Banane	74,8 g

Tab. 41 Wassergehalt (g) von Lebensmitteln in 100 g verzehrbarem Anteil (ungekocht)

Praktische Ernährungsempfehlungen

Getränke sollen, im eigentlichen Sinn, vor allen Dingen Wasser zuführen und nicht als flüssige Nahrung dienen. Wenn man die heute bevorzugten Getränke betrachtet, so kommt man zu einem anderen Schluß. Bei Kindern und Jugendlichen stehen Cola- und Limonadengetränke an der ersten Stelle der Beliebtheitsskala, bei Erwachsenen sind es Bier, Wein und andere Alkoholika neben Kaffee und Tee. Sowohl die sogenannten „Erfrischungsgetränke" wie auch die Alkoholika enthalten nicht nur Wasser, sondern auch sehr viele Kalorien in Form von Zucker oder anderen Kohlenhydraten und Alkohol. Ein Liter Cola-Getränk enthält die Menge von 40 Stück Würfelzucker! Von den vielen Farb- und Konservierungsstoffen ganz abgesehen!

Empfehlenswert sind deshalb die natürlichen Getränke. Das sind vor allem die natürlichen Mineralwässer und Obst- bzw. Gemüsesäfte. Mineralwasser ist absolut kalorienfrei, erfrischend und durstlöschend. Zusätzlich enthält es eine erhebliche Menge an Mineralien, die zur Deckung des täglichen Mineralienbedarfs beitragen.

Um dem Geschmack und dem Vitamin- und Mineraliengehalt noch besser zu entsprechen, empfiehlt es sich, Obst- oder Gemüsesäfte zu trinken, die mit Mineralwasser aufgegossen oder verdünnt werden. Am besten sind frische, selbstgepreßte Säfte.

Stoffe	mg/l
Kationen:	
Ammonium	<0,5
Lithium	<2,0
Natrium	5–1000
Kalium	1–150
Rubidium	<1,0
Cäsium	<0,5
Magnesium	5–200
Calcium	5–500
Strontium	<10
Barium	<1,0
Eisen vor Enteisenung	0,005–5
Eisen nach Enteisenung	<0,1
Mangan	0,01–2
Aluminium	<0,1
Kupfer	<0,05
Silber	<0,002
Anionen:	
Fluorid	0,1–5
Chlorid	5–600
Bromid	<1,0
Jodid	<0,1
Nitrat	0,1–10
Sulfat	1–1500
Hydrogenphosphat	<0,5
Hydrogenarsenat	<0,05
Hydrogencarbonat	10–1000
Undissoziierte Stoffe:	
Kieselsäure	1–150
Titansäure	<0,1
Borsäure	0,1–10
Gasförmige Stoffe:	
Kohlensäure	10–3000

Tab. 42 Durchschnittsgehalt (mg/l) von deutschem Mineralwasser (< = weniger als; Quelle: *Bild der Wissenschaft*)

8. Kapitel
Ballaststoffe

Allgemeines

In den 70er Jahren entdeckten einige Forscher, daß die Nahrungsbestandteile, die unverdaut durch den Magen-Darm-Trakt wandern und dann mit dem Stuhl chemisch unverändert wieder ausgeschieden werden, eine eigene große Bedeutung für den Menschen besitzen. Bis dahin war man der Meinung, diese Substanzen würden wie ein unnützer Ballast den Körper belasten. Daher stammt auch der Name.

Bei den Ballaststoffen handelt es sich um eine Gruppe verschiedenartiger Substanzen, die alle ähnlich wirken. Das wichtigste „Mitglied" ist die Zellulose. Daneben zählen aber auch Pektine, Lignin, Hemizellulosen sowie Cutin (Substanz von Schalen der Schaltiere) und Gummistoffe zu den Ballaststoffen.

Zellulose ist ein Kohlenhydrat, das aus einer Verknüpfung von Glucose-Ketten besteht. Allerdings ist die chemische Bindungsart der Verknüpfung so gestaltet, daß die menschlichen Verdauungsenzyme sie nicht aufschließen können. Daher ist Zellulose für den Menschen auch kalorienfrei, obwohl es ein reines Kohlenhydrat ist.
Verschiedene Tiere, wie z. B. die Kuh, können Zellulose mit Hilfe der in ihrem Verdauungstrakt angesiedelten Mikroorganismen aufspalten und Energie und Nährstoffe daraus gewinnen. Die Kuh frißt Gras, Heu, Stroh und könnte sogar mit einem Futter, das nur aus Papier besteht, leben.

Die inzwischen wohl bekannteste Ballaststoffsubstanz ist die Weizenkleie. Sie besteht fast vollkommen aus Zellulose. Sie bildet ursprünglich die innere Schale des Weizenkorns, die beim Mahlen entfernt wird. Im Weiß- oder Graubrot ist praktisch keine unverdauliche Zellulose mehr enthalten. Im Vollkornbrot hingegen ist der Kleieanteil noch zum Großteil erhalten. Inzwischen wird gereinigte Weizenkleie schon als „Diätprodukt" verkauft. Eine kuriose Situation: Zuerst essen die Menschen Weißbrot und dann kaufen sie sich Weizenkleie, die sie in Wasser oder Milch eingeweicht zu sich nehmen, um einer Verstopfung vorzubeugen, statt von vornherein Vollkornprodukte zu verzehren.

Funktion

Ballaststoffe, oft auch als Nahrungs-Faserstoffe bezeichnet, sind quellfähig. Das heißt, daß sie aufgrund ihrer chemischen Struktur die Eigenschaft besitzen, Wasser aufzunehmen und an sich zu binden. Sie können bis zum 10fachen ihres ursprünglichen Volumens Wasser binden. Dadurch vergrößern sich das Volumen, die Masse und das Gewicht des Nahrungsbreies im Magen-Darm-Trakt. Dies bewirkt einen vermehrten Druck auf die Darminnenwand, wodurch der Reiz für eine genügend große Aktivität der Darmmuskulatur gesetzt wird. Der Darm zieht sich in rhythmischen Kontraktionen zusammen und schiebt auf diese Weise den Speisebrei in Richtung Enddarm (siehe „Verdauung", S. 19).

Im Endeffekt wird durch eine ballaststoffreiche Ernährung die Passage des Speisebreies durch den Darm beschleunigt. Auf dieser grundlegenden Gegebenheit basieren eine Reihe physiologisch günstiger Effekte:

- Die Darmmuskulatur wird regelmäßig trainiert, wodurch die Muskelspannung in der Darmwand erhalten bleibt. Dies beugt der Bildung von Ausstülpungen und „Darmtaschen" vor, in denen sich Nahrungsreste und Bakterien einsiedeln und entzündliche Krankheiten hervorrufen können.

- Ballaststoffe binden nicht nur Wasser an sich, sondern auch Fette, Gallensäuren (Cholesterinvorstufen), giftige Substanzen u. a. Durch die beschleunigte Passagezeit wird die Kontaktzeit zwischen Nahrungsbrei und Darmwand verkürzt. So können mögliche giftige Nahrungssubstanzen und auch mögliche schädliche Substanzen, die durch Vergärung und Einwirkung von Darmbakterien entstehen, weniger stark auf die Darmwand einwirken.

- Der Stuhl ist voluminös und weich, womit der Bildung von Hämorrhoiden und der Verstopfung vorgebeugt wird.

- Eine ballaststoffreiche Ernährung sättigt wegen des größeren Volumens besser. Und trotz dieses größeren Volumens werden wegen der Unverdaulichkeit eines Teiles der Nahrung zugleich relativ weniger Kalorien zugeführt, als dies bei ballaststoffarmer Nahrung der Fall ist.

Bedarf

Ein genauer Bedarf kann nicht angegeben werden. Im allgemeinen gilt, daß die heutige Ernährung ballaststoffärmer ist als zu früheren Zeiten. Die wünschenswerte Zufuhr liegt bei ca. 25 g am Tag.

Mangelerscheinungen

Echte, d. h. ursächliche Mangelerscheinungen können nicht genau definiert werden. Dazu ist der Zusammenhang zwischen Ursache und Wirkung zu stark von individuellen Unterschieden zwischen den Menschen geprägt. Das bedeutet, daß es durchaus zahlreiche Menschen gibt, die sich ein Leben lang ballaststoffarm ernähren und trotzdem keinerlei Beschwerden bekommen. Allgemein für die Bevölkerung gesprochen gilt jedoch, daß eine ballaststoffarme Ernährung das Auftreten von Verstopfung, Hämorrhoiden, krankhafter Ausstülpungen der Darmwand (Divertikulose) und vermutlich auch die Entstehung von Dickdarmkrebs und anderem mehr beschleunigt.

Überschuß

Durch eine gemischte natürliche Ernährung kann es zu keiner „Überdosierung" mit schädlichen Nebenwirkungen kommen. Problematisch hingegen können Ballaststoffpräparate wirken, wenn sie in hohen Mengen zugeführt werden. Durch die hohe Wasserbindung entziehen sie dem Körper Wasser und darin gelöste Mineralien. Manche Ballaststoffe verbinden sich mit Mineralien zu einem Komplex, so daß die Mineralien im Darm nicht genügend vom Körper aufgenommen werden können.

Vorkommen

Ballaststoffreiche Nahrungsmittel sind in der Regel pflanzlichen Ursprungs. Sie dienen in der Pflanze als Faser- und Gerüstsubstanzen. Je weniger ein Nahrungsmittel be- oder verarbeitet ist, desto höher ist sein Ballaststoffanteil. Geschältes und gekochtes Obst beispielsweise besitzt einen wesentlich geringeren Ballaststoffanteil als frisches, ungeschältes. Gleiches gilt für Getreideprodukte, wenn sie als Vollkornprodukte konsumiert werden.

Praktische Ernährungsempfehlungen

Stellen Sie sich auf eine frische Vollwertkost um, in der täglich Vollkornprodukte, Gemüse, Rohkost, Salate und Obst auf der Speisekarte stehen. Auf diese Weise ist die nötige Ballaststoffzufuhr gesichert und eine geregelte Verdauungstätigkeit wird bewirkt. In der ersten Zeit der Ernährungsumstellung können gehäuft Blähungen auftreten. Nach einer Gewöhnungszeit von einigen Wochen gibt sich dies in der Regel.

Wenn Sie Ballaststoffpräparate, wie z. B. Weizenkleie, verwenden, müssen Sie auf eine hohe Flüssigkeitszufuhr achten. Trinken Sie lieber zuviel als zuwenig, denn bei zu niedriger Wasserzufuhr können Ballaststoffe auch genau das Gegenteil von dem erreichen, was sie bewirken sollen: es kommt zur Verstopfung. Dieser Effekt kann dann wiederum bei Durchfällen genutzt werden.

Ballaststoffgehalt	Nahrungsmittel (100 g)
über 50 g	Weizenkleie
bis zu 4 g	weiße Bohnen, Haselnüsse, Brombeeren
bis zu 3 g	ganzes Roggenkorn, ganzes Weizenkorn, Schwarzwurzel, Paprikaschote, Sojamehl, Schnittlauch
bis zu 2 g	Haferflocken, Vollkornbrot, Knäckebrot, Pumpernickel, Kohlrabi, Porree, Rotkohl, Grüne Bohnen, Sauerkraut, Erdbeeren, Birnen
bis zu 1 g	Reis, Teigwaren, Weißbrot, Kartoffeln, Blumenkohl, Kopfsalat, Tomaten, Gurken, Champignons, Äpfel, Kirschen, Pflaumen, Apfelsinen, Bananen

Tab. 43 Ballaststoffgehalt einzelner Nahrungsmittel

9. Kapitel

Quintessenz:
Was bedeutet „gesunde" Ernährung?

Das größte Ernährungsproblem unserer Zeit in den westlichen Industrieländern ist, daß wir uns paradox ernähren: eine mengenmäßige Überernährung bei gleichzeitiger qualitativer Unterernährung. Zuviel Fett, zuviel Alkohol und zuviel zuckerhaltige Produkte liefern uns Kalorien im Übermaß, während die Versorgung mit essentiellen Nährstoffen nicht mehr sichergestellt ist. Die Folge davon sind Übergewicht einerseits und Anfälligkeit gegenüber krankhaften Störungen andererseits. Besonders wichtig ist dabei, daß allein das Übergewicht – auch bei einer möglicherweise guten Nährstoffversorgung – die Anfälligkeit z. B. für Diabetes mellitus, Gicht, Rheuma, Herz-Kreislauf-Krankheiten, Nieren- und Gallenleiden und anderes mehr verstärkt.

Deshalb lautet die **erste** und **wichtigste Grundregel** einer „gesunden" Ernährung: **Nur so viel essen, daß man sein Leben lang sein normales bzw. ideales Körpergewicht behält!**

Normalgewicht (in kg):	Körpergröße in Zentimetern minus 100
Idealgewicht (in kg):	Normalgewicht minus 10% bei Männern
	minus 15% bei Frauen

Nur weil man älter wird, muß man steigendes Übergewicht nicht als „normal" oder „gottgegeben" akzeptieren.

In unserer Gesellschaft, in der die körperliche Tätigkeit durch Automatisierung immer mehr eingeschränkt ist und die Auswahl an verlockenden Speisen immer größer wird, ist es offensichtlich schwierig geworden, eine Balance zwischen Energiebedarf und Energiezufuhr über die Nahrung zu finden. Das resultierende Übergewicht ist aber sowohl aus gesundheitlichen, als auch aus kosmetischen Gründen unerwünscht. In Folge davon kämpfen ganze Bevölkerungsteile ständig oder periodisch gegen ihr Übergewicht und für mehr Gesundheit. „Die Ernährung" ist ein großes Geschäft geworden. Dabei wird viel Seriöses, aber auch viel Unseriöses angeboten. Daraus läßt sich eine **zweite Grundregel** ableiten: **Es gibt keine Wunderdiäten!**

Unzählige Diäten kursieren auf dem Weltmarkt der Medien. Viele sind altbekannt, aber unter dem Deckmantel eines neuen Phantasienamens versteckt kaum wiederzuerkennen. Andere sind ausgesprochen einseitig und gefährlich. Den meisten aber ist eines gemeinsam: Sie wirken nur kurzfristig oder sind auf Dauer nicht durchführbar.

Echte Diäten im Sinne einer medizinischen „Diätetik" existieren für eine Reihe von Krankheiten, wie z. B. Diabetes mellitus, Gicht, Nieren- und Gallenleiden usw. Und noch ein Gebiet ist uns heute bekannt, in dem bestimmte Ernährungsformen äußerst sinnvoll sind: die Sportler-Ernährung. Durch gezielte Ernährungsmaßnahmen lassen sich im Kraftsport wie auch im Spiel- und Ausdauersport enorme Leistungssteigerungen erreichen. (Siehe auch: N. Worm, E. M. Schröder, *Die Ausdauer-Vollwert-Ernährung*.)

Eine **weitere Grundregel** lautet: **Es gibt keine Nahrungsmittel, die „gesünder" sind als andere. Im Prinzip können wir alles essen. Es kommt immer auf die Dosis an!** Ein Zuwenig führt zu Mangelerscheinungen. Ein Zuviel bringt oft auch Probleme und macht mit Sicherheit nicht „gesünder". Man möchte meinen, daß dieses stark beanspruchte Eigenschaftswort allein von der Lebensmittelindustrie kreiert wurde, um es in Hochglanz auf die Pakkungen drucken zu können. Wichtig ist nur eines: Der Nährstoffbedarf des menschlichen Körpers muß immer abgedeckt werden. Eine darüber hinausgehende Zufuhr an Aminosäuren, Fettsäuren, Vitaminen oder Mineralstoffen macht den Körper weder gesünder noch fitter, geschweige denn langlebiger. Gesünder als gesund geht eben nicht!

Mit Sicherheit gibt es dagegen eine „ungesunde" Ernährung, d. h. eine Ernährung, die den Bedarf des Körpers nicht deckt – Junk-Food! Hier entstehen gesundheitliche Probleme wie beim Benzinmotor, der ein Gemisch mit allzu niedrigen Oktanzahlen bekommt.

Wir kennen deshalb nicht nur *eine* empfehlenswerte Ernährungsform. Der Phantasie sind im Prinzip keine Grenzen gesetzt, solange die Nahrung vollwertig, d. h. bedarfsdeckend ist. So können sowohl Vegetarier als auch Gemischtköstler und Fleisch-Fans vollwertig ernährt sein. Auf die Qualität der Kost allein kommt es an. Sie muß möglichst frisch gekauft und zubereitet sein, und das möglichst naturbelassen und schonend. Frische Produkte sind immer konservierten Produkten oder Nährstoffpräparaten vorzuziehen. Der Nährstoffgehalt eines jeden Nahrungsmittels sinkt rapide und parallel mit der Dauer der Lagerung, dem Grad der Be- und Verarbeitung und mit den Hitzegraden bei der Zubereitung. Ganz abgesehen davon, daß Farbe, Aussehen, Konsistenz und nicht zuletzt der Geschmack frisch am besten sind. Wer immer nur von Konserven lebt, täglich in Kantinen ißt, frisches Obst verschmäht, aber dafür Kuchen und Süßigkeiten verfallen ist, der wird sicherlich mit gesundheitlichen Folgen rechnen müssen.

Zusätzlich müssen natürlich die Kalorien stimmen. Wer mehr ißt, als er an Energie verbraucht, nimmt zu. Wer weniger ißt, als er verbraucht, nimmt ab. So einfach ist das und doch so schwer einzuhalten.

Als gesunde Basisernährung gilt immer noch die ausgewogene Mischkost, mit der das breite Spektrum des gesamten Nährstoffangebotes am ehesten ausgenützt wird.

Wie können wir sicher sein, welche von den ca. 50 bekannten Nährstoffen der Körper gerade benötigt und welche davon wir ihm gerade mit unserer Nahrung zuführen? Es existiert kein einziges Nahrungsmittel, das alle nötigen Nährstoffe und außerdem noch im richtigen Verhältnis enthält. Um sicherzugehen, daß der Körper immer von allem ausreichend zur Verfügung hat – auch bei schmaler Schlankheitskost – gilt folgende Faustregel:

Der tägliche Speiseplan soll immer diese vier Nahrungsgruppen beinhalten:

- Milch und Milchprodukte
- Fisch, Fleisch oder andere Proteinträger
- Getreideprodukte
- Obst und Gemüse

und dazu kommt dann noch das wichtige Element

- Wasser

Milch und Milchprodukte

Zwei bis drei Gläser frische Vollmilch bzw. entsprechende Mengen an Käse oder Quark decken den gesamten Tagesbedarf an Calcium, dem wichtigsten Mineral für gesunde Zähne und Knochen. Darüber hinaus sind sehr hochwertiges Eiweiß und reichlich von den Vitaminen A, D und B enthalten.

Fisch, Fleisch und andere Proteinträger

Das biologisch hochwertigste Eiweiß für den Menschen ist im Hühnerei, gefolgt von Milch, Fisch, Fleisch, Soja, Hülsenfrüchten, Nüssen usw. Besonders hochwertig sind Kombinationen aus Ei oder Milch mit Kartoffeln oder Getreide. Fisch und mageres Fleisch, wie Geflügel oder Wild, sind fettem Fleisch vorzuziehen. Neben ihrem hohen Eiweißgehalt führen diese Produkte dem Körper vor allem die B-Vitamine und Eisen zu.

Getreideprodukte

Getreideprodukte wie Brot, Spaghetti und Reis sind zu Unrecht als Kalorienbomben oder „Dickmacher" verschrien. Tatsächlich sind sie wertvolle Quellen für Eiweiß, Vitamine und Spurenelemente. Grundsätzlich sind Vollkornprodukte zu bevorzugen, da sie inhaltsreicher sind. Nicht die Nudeln machen dick, sondern die üppigen Zutaten!

Obst und Gemüse

Zu dieser Gruppe gehören alle Früchte und die verschiedenen Gemüse, die Kartoffeln mit eingeschlossen. Gerade die Gemüse sind die wichtigste Quelle für Vitamine und Mineralien. Sie führen auch die notwendigen unverdaulichen Ballaststoffe zu, die die Magen-Darm-Tätigkeit anregen.
Zitrusfrüchte, Beeren, Tomaten und Paprika sind beste Lieferanten für Vitamin C und das B-Vitamin Folsäure. Diese Lebensmittel, sofern sie nicht mit einem Übermaß von Zucker, Sahne, Butter oder Öl zubereitet sind, enthalten so wenig Kalorien, daß sie in unbegrenzten Mengen verzehrt werden können. Sie eignen sich besonders gut als Zwischenmahlzeiten.
Frisches Gemüse sollte mindestens einmal am Tag, am besten als Salat gegessen werden.

Wasser

Wasser ist kein Nahrungsmittel im eigentlichen Sinn, da es keine Kalorien enthält. Aber es ist der wichtigste Stoff, den wir uns durch die Nahrung zuführen. Ohne Wasser ist schon nach einigen Tagen kein Leben mehr möglich. Wassermangel führt schnell zum Zusammenbruch aller Körperfunktionen. Ein erwachsener Mann von ca. 70 kg benötigt mindestens 2,5 l Wasser am Tag. Diese Menge addiert sich aus dem Wassergehalt der Lebensmittel und aus den Getränken. Das beste Getränk ist sicherlich Mineralwasser, da es absolut rein ist, garantiert kalorienfrei und einen erheblichen Teil der wichtigen Mineralien und Spurenelemente liefert.

Wenn Sie sich von nun an verstärkt und bewußter mit Ernährung befassen wollen, sollten Sie sich eine **Kalorien-** und **Nährwerttabelle** zulegen und diese gründlich und regelmäßig studieren, damit Sie mit der Zeit lernen, „Ihre" Nahrung besser einzuschätzen.

Die Orientierung nach dem Ernährungsplan mit den obengenannten vier Nahrungsgruppen ist einfach und praxisnah. Eine Garantie für eine ausreichende Nährstoffzufuhr gibt sie nicht, aber die Wahrscheinlichkeit für eine ausgewogene, „gesunde" Ernährung wird erhöht. Alle essentiellen Nährstoffe kommen dort vor.

Empfehlenswert ist es, wenn man täglich zwei normale Portionen aus der Milchgruppe, zwei Portionen aus der Proteinträgergruppe, vier Portionen aus der Getreide- und vier Portionen aus der Obst- und Gemüsegruppe kombiniert. Mit Portionen sind hier nicht ganze Mahlzeiten, sondern Bestandteile der Haupt- und Zwischenmahlzeiten gemeint. Das soll Sie auch nicht zum vermehrten Essen animieren. Das Prinzip der vier Nahrungsmittelgruppen läßt sich für jeden Kalorienbereich anwenden, also auch für eine Reduktionskost. Bei einer Reduktionskost, die weniger als 1400 kcal Energie am Tag enthält, ist die Versorgung mit Vitaminen und Mineralien gefährdet. Hier empfiehlt sich der Einsatz von Multi-Vitaminpräparaten.

Bedenken Sie: Wenn Sie zunehmen oder wenn Sie bei einer Reduktionskost nicht genügend abnehmen, dann haben Sie ganz einfach *zuviel* gegessen!

Literaturnachweis

Bei der Erstellung dieses Buches wurde vom Autor folgende Literatur verwendet:

Alhadeff L., T. Gualtieri, M. Lipton: *Toxic effects of water-soluble vitamins.* Nutr. Rev. 42 (1984) 33.

Bäßler K.-H., Fekl W., Lang K.: *Grundbegriffe der Ernährungslehre.* Heidelberg, Springer ³1979

Brisson, G. J.: *Lipids in Human Nutrition.* Englewood, New Jersey (USA), Jack K. Burgess, Inc. 1981

Cremer H. D.: *Die große GU-Nährwert-Tabelle.* München, Gräfe und Unzer ²1986/1987

Cummings J. H.: *Dietary fibre.* Gut 14 (1973) 69

Deutsche Gesellschaft für Ernährung e. V. (Hrsg.): *Ernährungsbericht 1984.* Frankfurt/Main 1984

Deutsche Gesellschaft für Ernährung e. V.: *Empfehlungen für die Nährstoffzufuhr.* Frankfurt/Main 1985

Donath R., Schüler K.-P.: *Ernährung des Sportlers.* Berlin 1979

Grundy S. M.: *Cholesterol and Coronary Heart Disease.* JAMA, November 28 (1986) – Vol 256, No. 20

Hill M. J.: *Influence of nutrition on the intestinal flora.* In: Kaser H., H. Goebell: *Colon and nutrition.* MTP Press Limited, Lancester 1982

Holtmeier H.-J.: *Gesunde Ernährung von Kindern und Jugendlichen.* Stuttgart, Thieme 1986

Huth K., Kluthe R. (Hrsg.): *Lehrbuch der Ernährungstherapie.* Stuttgart, Thieme 1986

Kasper H.: *Ernährungsmedizin und Diätetik.* München, Urban und Schwarzenberg 1985

Koerber K. W. von, Männle Th., Leitzmann C.: *Vollwert-Ernährung. Grundlagen einer vernünftigen Ernährungsweise.* Heidelberg, Haug ⁴1985

Konopka P.: *Sporternährung. Leistungsförderung durch vollwertige und bedarfsangepaßte Ernährung.* München/Wien/Zürich, BLV Verlagsgesellschaft 1985

Lang K.: *Biochemie der Ernährung.* Darmstadt, Steinkopff 1970

Perkins E. G., Visek W. J. (ed.): *Dietary fats and health.* American Oil Chemists' Society, AOCS monograph 10 1983

Remmer H.: *Die Wirkungen des Alkohols.* Dtsch. Ärzteblatt 78 (1981) 2429

Schröder E.-M., Worm N.: *Der Vitamin- & Mineralstoff-Ratgeber für Ausdauer-Sportler.* Oberhaching, sportinform Verlag Franz Wöllzenmüller 1986

Souci S. W.: *Food composition and nutrition tables... (Die Zusammensetzung der Lebensmittel, Nährwert-Tabellen...)* Stuttgart, Wissenschaftliche Verlagsgesellschaft 1986

Whitney E. N.: *Understanding nutrition.* St. Paul, Minnesota, West Publishing Co. 1981

Williams S. R.: *Nutrition and diet therapy.* St. Louis, Missouri, Times Mirror/Mosby College Publishing 1985

Wirths W.: *Lebensmittel in ernährungsphysiologischer Bedeutung.* Paderborn, Schöningh ³1985

WHO: *Other trace elements essential for human nutrition.* Discussed by the WHO expert committee on trace elements in human nutrition in 1973 WHO Technical Report Series Nr. 532 (1973)

Worm N., Schröder E.-M.: *Die Ausdauer-Vollwert-Ernährung.* Oberhaching, sportinform Verlag Franz Wöllzenmüller 1987

o. V.: *The influence of eggs upon plasma cholesterol levels.* Nutr. Rev. 41 (1983) 272

Literaturempfehlungen

Als weiterführende Literatur zum Thema „Ernährung" empfiehlt der Autor:

Cremer H. D.: *Die große GU-Nährwert-Tabelle.* München ²1986/1987

Holtmeier H.-J.: *Diät bei Übergewicht und gesunde Ernährung.* Stuttgart 1975

Ders.: *Abmagerungsdiät für übergewichtige Zuckerkranke.* Stuttgart 1976

Ders.: *Ernährung des alternden Menschen.* Stuttgart 1978

Ders.: *Gesunde Ernährung von Kindern und Jugendlichen.* Stuttgart 1986

Koerber K. W. von, Männle Th., Leitzmann C.: *Vollwert-Ernährung. Grundlagen einer vernünftigen Ernährungsweise.* Heidelberg ⁴1985

Moore-Lappé F.: *Die Öko-Diät. Wie man mit wenig Fleisch gut ißt und die Natur schont.* Frankfurt/Main ⁸1985

Philippeit U.: *Weniger Chemie im Kochtopf! Praktische Tips für eine gesunde Ernährung.* Reinbek bei Hamburg 1985

Schröder E.-M., Stocksmeier U.: *So einfach kann Ernährung sein.* Stuttgart 1985

Schröder E.-M., Worm N.: *Der Vitamin- & Mineralstoff-Ratgeber für Ausdauer-Sportler.* Oberhaching 1986

Wirths W.: *Lebensmittel in ernährungsphysiologischer Bedeutung.* Paderborn ³1985

Worm, N.: *Ratgeber Ernährung 2.* München 1989

Worm N., Schröder E.-M.: *Die Ausdauer-Vollwert-Ernährung.* Oberhaching 1987

Bildnachweis

Abb. 1 Robert Beckmann, Köln. Veröffentlicht in: *medizin heute. Das Gesundheitsmagazin. 6/76.* Deutscher Ärzte Verlag, Köln.

Abb. 2 Nach: Konopka P.: *Sporternährung. Leistungsförderung durch vollwertige und bedarfsangepaßte Ernährung.* München/Wien/Zürich. BLV Verlagsgesellschaft 1985

Abb. 5 und 6 Nach: Koerber K. W. von, Männle Th., Leitzmann C.: *Vollwert-Ernährung. Grundlagen einer vernünftigen Ernährungsweise.* Heidelberg, Haug [4]1985

Grafische Gestaltung der Abbildungen 2–10 sowie von Tabelle 10: Hartmuth Huber, München

Mit »sportinform« in Form

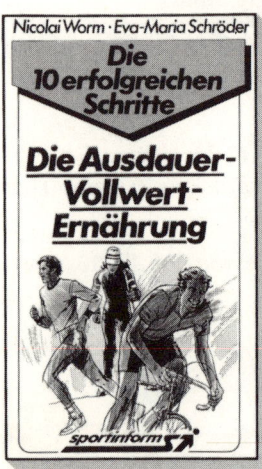

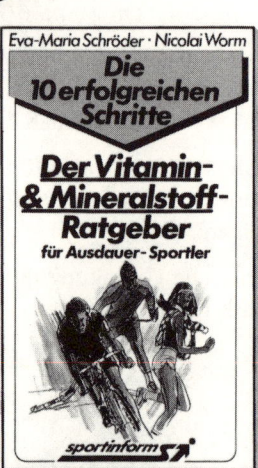

Ausführliches Gesamtprogramm mit über 40 lieferbaren Titeln beim Fachhandel erhältlich!
Oder anfordern bei:
sportinform Verlag
Franz Wöllzenmüller
Postfach 89
8024 Oberhaching

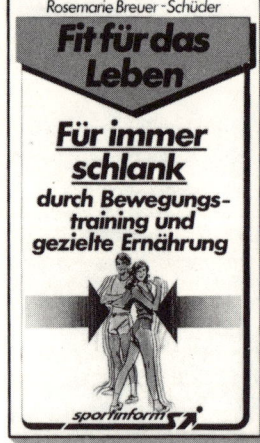

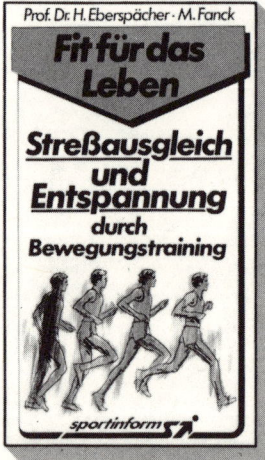

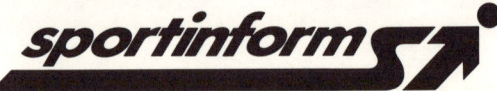

...informiert aktive Ausgleichs-Sportler

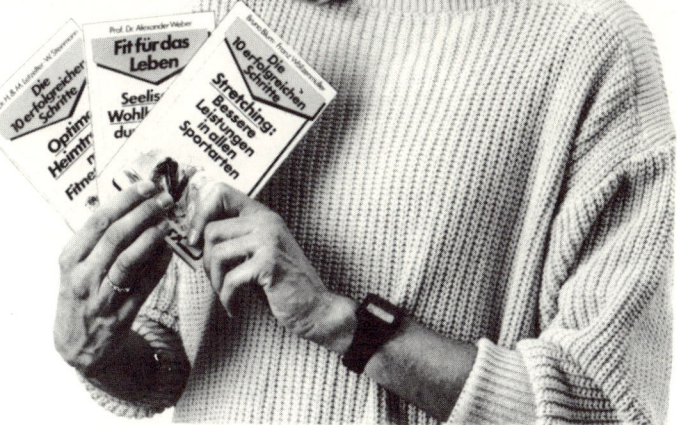

Mit »sportinform« in Form

»Durch die ausgezeichnete Gliederung und den Aufbau dieser Bücher fällt es leicht, die Thematik schnell zu begreifen. Es macht einfach Spaß zu lesen.«

Susi Riermeier,
mehrfache Deutsche Meisterin im Skilanglauf, Olympiateilnehmerin, Deutsche Marathonmeisterin und angehende Ärztin.

sportinform

...informiert aktive Ausgleichs-Sportler